치매

고귀함을 잃지 않는 삶

버지니아 벨 · 데이비드 트록셀 공저
이애영 옮김

학지사

A Dignified Life

by Virginia Bell and David Troxel

역자 서문

지금까지 10년이 조금 넘는 임상을 통해 치매환자 그리고 그 가족을 마주하면서 현실적인 치료의 한계 때문에 함께 절망하고 안타까움을 나누는 일은 큰 고통이었습니다. 물론, 매 순간 치매환자를 돌보는 가족이 겪는 고통을 제가 함께 겪었다고는 감히 말씀드리지 못합니다.

지난날 이지적인 분별력과 사진같이 명료한 기억력을 지니셨던 어머니 또는 아버지의 내면세계를 더는 기대할 수 없음에 한없이 절망하면서, 환자의 공허한 눈 속에서 과거의 모습을 조금이나마 찾아보려는 가족의 안타까운 노력을 제가 다 헤아렸다고 한다면 주제넘은 표현이겠지요.

저는 환자에게 약을 처방하면서도 결국은 나빠질 수밖에 없음을 이야기하는 무책임한 의사였으며, 그들의 간절한 소망이 절망으로 변해 가는 것을 보면서도 일천한 의학 지식으로 끝내 결정적인 도움을 주지 못하는 비정한 방관자였는지도 모릅니다. 의학계에 몸담고 있는 한, 완치방법이 없는 것이 내 잘못이 아니라는 비겁한 회피에서 자유로울 수 없음을 누구보다 제 자신이 잘 알고 있었기에 세 번째 미국 연수를 결행하였습니다.

연수 기간 중 평생을 치매연구에 전념해 온 열정적인 교수와 환자 가족을 돕는 일에 30년 이상 헌신한 사회사업가로부터 치매환자를 간호함에 있어 실제적인 도움이 되는 책을 소개받은 것은 행운이었습니다. 처음에는 그동안 제가 접해 본 비전문 의학서적들이 그러하듯 교묘하게 포장되어 알맹이는 기대하기 어려운 책이려니 하는 생각으로 별다른 기대 없이 읽기 시작했는데, 읽기를 거듭할수록 치매환자 가족에게 쉬우면서도 유용한 내용이 보석처럼 담겨 있음을 알았습니다.

이 책에는 결코 완치에 대한 비법이나 시도된 적이 없는 신비로운 치료방법에 대한 허황된 언급이 담겨 있지 않습니다. 다만, 환자와 그 가족이 끝까지 인간적인 자존심과 고귀함을 잃지 않으면서 이 감내하기 어려운 질환과 함께 살아갈 수 있는 지혜를 나누어 주는 책이라고 말씀드릴 수 있습니다.

그동안 짐을 덜어 드리지 못해 늘 마음에 걸렸던 환자 가족들에게 작은 위안을 주는 지침서가 되기를 바라면서, 모든 치매환자와 환자를 사랑하는 가족에게 이 책을 드립니다.

2006년 4월 이애영

저자 서문

알츠하이머병으로 진단받는 것은 환자는 물론 그 가족에게도 재앙이다. 이 병은 환자의 기억력, 판단력, 언어능력 그리고 결국에는 육체적인 건강까지 차츰차츰 강탈해 간다. 이는 사람의 자율성을 박탈하는 것이다. 알츠하이머병이나 이와 비슷한 다른 종류의 치매는 가족에게도 같은 고통이 된다. 환자를 간호하기 위하여 자신의 사회적인 삶을 포기해야 하며, 환자 간호와 자녀 양육 사이에 균형을 맞춰야 하며, 간호에 따르는 신체적 · 정신적인 고통 때문에 퇴직 후 꿈꾸었던 '아름다운 황혼'에 대한 꿈을 접어야 한다.

그러나 낙관적인 측면도 있다. 알츠하이머병을 예방하고 치료하는 새로운 방법이 나날이 조금씩 발전하고 있다는 점이다. 또 많은 후원회, 교육 프로그램, 주간보호센터 그리고 특수화된 주거시설이 개발되었다. 또한 우리는 치매환자와 어떻게 상호작용을 하는지 배우고 있다. 많은 사람의 생각과는 달리 치매환자의 안전을 도모하고 안정감을 주며, 치매환자가 고귀한 삶을 살 수 있도록 하기 위해 많은 것을 할 수 있다.

이 책은 치매환자 가족에게 간호철학이나 간호에 대한 효율적인 접근방법, 즉 배우기 쉽고 이해하기 쉬우며, 자신의 경험에 쉽게 적용하는 방법을 보여 준다. 이런 방식은 간병인으로서 당신의 삶을, 끔찍한 부담에서 좀 더 보람 있고 좌절감이 적은 긍정적인 경험으로 바꿔 줄 것이다. 이 책에서 설명하고 있는 '가장 친한 친구처럼 간호하기'를 선택하면 훌륭하게 간호하는 비결을 배우게 되며, 어려운 일을 쉽게 할 수 있는 요령을 배우게 된다.

'가장 친한 친구처럼 간호하기'는 간병인으로서 긴 여행에 필요한 마음가짐과 요령을 가르쳐 줄 것이다. 남편을 '가장 친한 친구처럼 간호'한 아이린 이렘은 '처음부터 나는 소리 지르지 않겠다, 싸우지 않겠다 그리고 가능한 한 유머를 잃지 않겠다고 내 자신에게 다짐을 했다.'고 자신의 간호 경험을 말한다. 당신은 아마 아이린이 겪은 것과 같은 과정을 겪을 것이다. 지금부터 '가장 친한 친구처럼 하는 간호'에 대하여 알아보자.

알츠하이머병이나 비슷한 치매를 일으키는 병을 이해하기 이상하고 알 수 없는 행동도 원인을 알게 되면 훨씬 이해하기 쉬워진다. '가장 친한 친구처럼 간호하기'는 무엇이 그런 행동을 하게 하는지, 언제 무엇이 필요한지 알려 주며, 위로가 필요한지 또는 신체적 접촉이 필요한지 가르쳐 준다.

최신 의료정보 숙지하기 현대의학은 변화 속도가 매우 빠르므로 새로운 치료에 대하여 잘 알고 있는 것이 중요하다. 이 책은 기본적인 치료와 연구에 대하여 설명함으로써 독자가 새로운 지식을 직접 받아들일 수 있도록 이끌어 준다.

진단 후 계획세우기 처음에 드는 부정하고 싶은 감정을 이겨내고, 당신이 처한 상황을 다른 사람에게 알리고 도움을 받을 수 있는 서비스나 시설을 알아보는 것이 중요하다. 이 책은 법적인 문제, 금전적인 문제, 집안에서의 안전 그리고 치매가 가족관계에 미치는 영향 등 고려해야 할 중요한 사항에 관한 해결책을 제시한다.

의사소통이 불가능할 때 대처하기 알츠하이머병은 사람의 언어능력을 손상시킨다. 치매환자가 30년 동안 살아 온 집에 있으면서 "우리 집으로 보내 줘."라고 하거나 목욕을 방금 마치고 나와서 지난 일주일 동안 목욕한 적이 없다고 하기도 한다. '가장 친한 친구처럼 간호하기'는 실제적인 도움이나 사례를 통한 간호지침을 제공한다. 치매환자와 바른 방법으로 대화할 수도 있고 그렇지 않을 수도 있기 때문이다.

바른 방법으로 적절하게 행동하기 환자는 전에 즐겼던 활동을 더 이상 하지 못할 수 있으며 새로운 것을 시작하지 못하고 외톨이가 되거나 지루해하거나 좌절감을 느끼기 쉽다. '가장 친한 친구처럼 간호하기'는 간병하는 당신의 하루 일과를 효과적으로 채울 아이디어를 제공하고 행동의 목적을 이해할 수 있도록 도와준다.

삶의 정신적인 측면 또는 종교적인 측면에 대한 도움 치매환자의 가족은 치매가 심해짐에 따라 환자가 과거에 간직했던 정신적 또는 종교적인 생활과 단절되는 것을 두려워한다. '가장 친한 친구처럼 간호하기'는 모든 사람의 정신적 · 종교적인 가치관을 소중하게 생각한다. 이 책을 읽는 독자는 종교적인 신념 외에도 예술, 음악 또는 자연을 통하여 정신적인 삶에 영양분을 공급할 수 있는 길을 알게 될 것이다. 종교적인 또는 정신적인 전통이나 습관은 병이 진행되어도 유지할 수 있다.

당신 자신에게 가장 좋은 친구되기 많은 가족이 환자를 돌보느라 지쳐서 자신의 육체적 또는 정신적인 건강을 해치기 쉬우며, 좋아하던 일을 포기하고 점점 외톨이가 된다. '가장 친한 친구처럼 간호하기'는 가장 힘든 순간에도 자신의 삶을 훌륭하게 지켜나갈 수 있는 독특한 방법을 가르쳐 준다.

'가장 친한 친구처럼 간호하기'는 1996년 『가장 친한 친구가 하는 알츠하이머병 간호』라는 책에 처음 소개되었는데, 이 책은 장기요양시설에서 일하는 전문가를 위하여 씌였다. 그러나 책을 발간하고 나서 우리에게 처음 연락한 사람은 요양소의 실무자나 주간보호센터 책임자가 아니라 알츠하이머병을 앓는 여성이었다. 루스 맥레이놀즈는 이 책이 자신의 미래를 받아들이고 낙관적으로 볼 수 있도록 도와주었다고 하였다.

이후 '가장 친한 친구처럼 간호하기'는 전 세계에 있는 전문요양시설로 퍼져 나갔다. 뉴질랜드, 호주, 핀란드, 브라질, 남아프리카, 이탈리아, 기타 다른 나라에서 친구처럼 간호하는 방식으로 치매환자를 간호하였다. 미국에서는 오레곤 주와 메인 주가 알츠하이머병 간호 모델로 '가장 친한 친구처럼 간호하기'를 선택하였고, 장기요양시설 담당자에게 '가장 친한 친구처럼 간호하기'에 대한 교육을 하고 있다.

우리는 환자 가족에게 '가장 친한 친구처럼 간호하기'를 성공적으로 소개하기 위하여 『치매-고귀함을 잃지 않는 삶』을 썼다. 이는 처음 발간된 책의 성공을 바탕으로 집필하였으나 이번에는 환자 가족에게 필요한 사항에 초점을 맞추었다. 가장 친한 친구처럼 간호하는 방식을 매일 사용하는 사람에게 들은 이야기와 자료에서 나온 내용으로 구성하였다. 이 책은 당신의 간호방법을 다시 생각해 보게 할 것이며, 당신에게 환자와 가장 좋은 친구가 되는 방법을 가르쳐 줄 것이며, 간병인으로서 역할에 더 큰 자신감과 능숙함 그리고 성공을 가져다줄 것이다. 이 책에서 배운 것을 실제로 적용함으로써 '가장 친한 친구가 가장 좋은 간호를 한다.'는 사실을 발견하게 되기를 바란다.

이 책은 우리가 미국 알츠하이머병협회 소속 지회와 연구소 그리고 켄터키 렉싱턴에 있는 성인주간보호센터 등에서 수많은 치매환자와 가족을 직접 만나면서 얻은 경험을 바탕으로 하였다. 이 센터는 1984년에 문을 열었고, 미국에서 치매전문 주간보호 프로그램이 가장 먼저 생긴 곳으로 가장 좋은 친구처럼 간호하는 방식을 채택한 대표적인 시설이 되었다. 이 책에 나온 사례의 대부분은 센터 담당자와 가족의 경험에서 나온 것이다.

이 책은 여러 측면에서 그동안 출간된 알츠하이머병의 간호 관련 책과 다르다.

첫째, 우리는 긍정적이고 낙관적인 견해를 가지고 있다는 점이다. 우리는 알츠하이머병의 비극적인 측면에 너무 많은 주의를 빼앗기고 있다. 알츠하이머병에 대하여 과거에 나온 책이나 팸플릿에는 '희생자', '결코 끝나지 않는 장례식', '무가치한 과정', '죽어 있는 삶' 그리고 '최악의 운명' 같은 부정적인 표현을 쓰고 있다. 그러나 부정적인 측면만 보면 환자의 희생이 당연하게 느껴지고 소극적인 간호를 하게 된다. 간호하는 사람 역시 부정적인 사고의 희생자가 되어 자신이 가망 없는 일을 하고 있다고 생각하고 절망하게 된다.

둘째, 이 책에 언급된 모든 이야기는 사실이며, 환자의 이름이 그대로 실려 있다. 우리는 알츠하이머병을 천형(天刑)으로 생각하는 것을 막고 어둠에서 끌어내려고 이 일을 시작하였다. 환자 가족이 자신의 이야기를 세상에 드러내기를 주저할 것으로 걱정하였지만 우리가 요청한 모든 가족은 이에 찬성하고 동의하였다. 환자 가족은 이 일을 통해 환자가 오래 기억에 남고 명예로워질 수 있으며 알츠하이머병에 대한 이해를 돕는다고 생각하였다. 우리는 독자들이 책의 뒷부분에 실린 환자의 '일대기'에 실린 가족에 대하여 잘 알게 되기를 희망한다.

또한 우리는 독자들이 다음과 같은 사항에 관심을 갖기를 바란다.

이 책이 알츠하이머병에 관하여 씌었지만 중요한 것은 다른 종류의 치매도 있다는 사실을 아는 것이다. 제2장에서 이 문제에 대하여 자세히 설명하였다. '가장 친한 친구처럼 하는 간호'는 치매의 종류에 관계없이 적용할 수 있다.

우리는 치매를 앓고 있는 환자에 대하여 자세히 써야 하는 순간마다 고통을 겪었다. 이 책은 알츠하이머병이나 다른 치매를 앓고 있는 환자를 한 인격체로 표현하였다. 이것은 효과적으로 독자의 이해를 구할 수 있으며, 동시에 치매라는 가면 아래에는 감정을 지니고 풍부한 경험을 가진 한 인격체가 고귀한 삶을 살고 있음을 상기시켜 줄 것이다.

차 례

▦ 역자 서문 _ 3

▦ 저자 서문 _ 5

제1부 알츠하이머병과 다른 유형의 치매

01 치매에 걸리면 어떤 일들이 생길까: 알츠하이머병 환자의 경험 25

알츠하이머병 환자의 감정과 경험에 대하여 알아보고, 왜 가장 친한 친구처럼 간호하는 방식이 문제를 성공적으로 해결하는지 알아본다.

알츠하이머병 환자가 경험하는 공통적인 감정 _ 28

치매환자에게 가장 좋은 친구되기 _ 38

결 론 _ 39

02 지금까지 알려진 사실은 무엇인가: 치매진단, 치료, 연구 41

알츠하이머병과 다른 유형의 치매에 관한 중요한 질문에 대한 답을 제공한다.

가끔 기억장애가 나타나는 것은 정상인가 _ 42
의사는 치매를 진단할 수 있는가 _ 43
의사가 치매라고 진단하는 것은 무엇을 의미하는가, 치매는 노망과 같은 것인가 _ 45
완치 가능한 치매 _ 47
완치 불가능한 치매 _ 48
'알츠하이머병' 이란 무엇을 의미하는가 _ 49
결 론 _ 59

03 지금 당장 할 일은 무엇인가: 진단을 받아들이고 이해하기 61

완치가 불가능한 치매로 진단받은 후 당장 해야 할 일과 해결방법을 제시한다.

제2부 가장 좋은 친구가 하는 간호

04 새로운 출발: 우정의 힘 77

우정이 훌륭하게 간호하는 방법과 치매환자를 대하는 새로운 방법을 어떻게 찾아 주는지 알아본다.

친구는 서로의 성격과 과거를 안다 _ 81
친구는 모든 일을 함께한다 _ 84
친구의 대화 방법 _ 87
친구는 자존심을 세워 준다 _ 93
친구는 늘 함께 웃는다 _ 95
친구는 동등하다 _ 99
친구는 우정 안에서 움직인다 _ 101
결 론 _ 104

05 추억 만들기 : 환자의 삶을 축복하기 107

사랑을 키우기 위하여 중요한 사실과 환자의 과거 그리고 환자의 취미와 관련된 좋은 사진을 모으고 나면 매일 환자와 교감을 나누기 위해 이런 정보를 유용하게 활용하는 법을 제시한다.

일대기의 구성 요소 _ 109
환자의 삶에 대한 기록을 어떻게 이용할 것인가 _ 121
일대기의 예: 레베카 매스니 릴리의 일대기 _ 131
결 론 _ 137

06 치매간호의 요령: 치매간호의 기본 원칙 139

성공적인 간호를 가능하게 하는 기술과 흔히 발생하는 여러 가지 상황이나 문제를 다루는 방법을 보여 준다.

요령 있는 간호의 기본 요소 _ 140
알츠하이머병 간호의 요령 _ 149
결 론 _ 156

제3부 가장 좋은 친구가 하는 행동

07 의사소통하기: 요령 있는 대화법 161

매일 환자와 마주하는 모든 상황에서 효율적인 새로운 방법을 개발하기 위하여 가장 좋은 친구의 대화 철학을 이용한다.

가장 좋은 친구처럼 의사소통하는 방식 _ 163
요령 있는 대화법 _ 170
결 론 _ 176

08 함께 지내기: 여가활동에 대한 계획과 의미 179

여가활동은 환자에게 필요한 것을 채워 주기 위한 것임을 확실하게 함으로써 함께하는 순간을 더 행복하게 만든다.

가장 좋은 친구가 즐기는 여가활동 _ 180
놀이활동의 목적 _ 186
알츠하이머병 환자 간호에 성공적인 활동 _ 188
결 론 _ 199

09 내면의 요구: 정신세계와 종교 201

치매를 앓고 있는 중에도 영혼을 살찌우는 경험을 할 수 있게 해 주어야 한다.

10 도움 구하기: 장기간호에 대한 길잡이 213

당신 혼자 모든 것을 감당하지 말아야 한다는 사실을 받아들이고, 간호를 도울 수 있는 간호 서비스에 대하여 알아본다.

가정간호 _ 214
성인주간보호센터 _ 218
주거요양시설 _ 222
정년퇴직 후 이용하는 연장형 간호시설 _ 225
가정에서 요양시설로 이사하기 _ 229
요양시설 입주에 대한 당신의 결정에 대하여 긍정적으로 생각하기 _ 232
결 론 _ 234

제4부 품위를 잃지 않고 살아가기

11 자기관리: 자신에게 가장 좋은 친구되기 239

자신을 잘 돌보는 것이 중요하며, 다른 사람을 보살피는 중에도 자신을 위하여 충전할 수 있어야 한다.

자신에게 필요한 것을 관리하는 요령 _ 240
모든 일이 잘못되어 갈 때 _ 255
미래를 생각하기 _ 256

12 사고의 전환 257

마침내 당신은 치매간호에 있어서 많은 힘든 상황이 보람 있는 순간으로 바뀌는 것을 경험하게 된다.

부록

1. 가정간호를 돕는 지역사회 간호보조시설 _ 265
2. 도움이 되는 국외 인터넷 주소 _ 270
3. 도움이 되는 국내 인터넷 주소 _ 274
4. 도움이 되는 국외 참고문헌 _ 276
5. 이 책에 소개된 치매환자들의 간략한 일대기 _ 280

제1부

알츠하이머병과 다른 유형의 치매

01 치매에 걸리면 어떤 일들이 생길까: 알츠하이머병 환자의 경험
02 지금까지 알려진 사실은 무엇인가: 치매진단, 치료, 연구
03 지금 당장 할 일은 무엇인가: 진단을 받아들이고 이해하기

01

치매에 걸리면 어떤 일들이 생길까

–알츠하이머병 환자의 경험

알츠하이머병 또는 비슷한 다른 종류의 치매를 앓는다는 것은 무엇을 의미하는가? 주변에서 무슨 일이 일어나는지 모르는 것, 의사소통이 되지 않는 것, 가까운 사람의 얼굴을 알아보지 못하는 것 또는 늘 즐겨 했던 일을 더 이상 할 수 없는 것 같은 경험을 말하는 것일까? 당신이 치매환자의 눈으로 세상을 이해한다면 환자가 경험하는 것을 쉽게 이해하게 되고, 환자와 공감함으로써 환자가 보이는 문제행동에 대하여 지금까지와 다른 반응을 보일 것이다.

알츠하이머병을 앓는다는 것은 그 나라 말을 전혀 하지 못하면서 외국을 여행하는 것과 같다. 공중전화 사용법조차 알지 못하는 상태와 같다. 문화도 다르고 식당에서 음식을 주문하는 것도 쉽지 않다. 처음 보는 외국 돈으로 음식 값을 낼 때 거스름돈을 제대로 받지 못할까 봐 걱정을 할 수도 있다. 자신의 나라에서는 쉬웠던 모든 일이 낯선 환경에서는 큰 모험이 되며, 쉽게 피곤을 느끼게 된다. 치매환자는 항상 낯선 외국에 사는 것과 같은 상황에 놓여 있는 것이다.

친구야 안녕!

고향의 시골은 싱싱하고 푸르지만 지금 나는 연세가 여든 살이고 아주 예민한 성격이신 할머니와 시끄러운 도시에 머물고 있어. 네게 해 주고 싶은 이야기가 있어. 우리 엄마가 외국에 살다가 20년 만에 고향에 돌아왔을 때 정신이 없어서 '초기 알츠하이머병 환자의 머릿속이 이렇지 않을까?' 하고 생각하셨다고 해. 모국어를 잊어버려서 대화 중에 필요한 말이 생각나지 않고, 사람들은 자신이 태어난 나라니까 잘 알 것으로 기대했지만 어머니는 이미 관습을 다 잊어버려서 좌절감이 매우 컸대. 알츠하이머병 환자는 잘 알지 못하는 외국을 혼자 여행하는 느낌일 거야, 그렇지?

간호사이며 교육자였던 레베카 릴리는 59세에 알츠하이머병으로 진단받았다. 처음에 가르치는 일에 뭔가 문제가 있음을 느꼈을 때 그녀는 그 내용이 새로운 것이기 때문이라고 생각했다. 그러나 얼마 되지 않아서 자신의 생각이나 기억에 문제가 있음을 깨달았고 알츠하이머병일지도 모른다고 생각했다. 담당의사는 그녀의 추측이 옳았음을 확인해 주었다. 레베카는 우리에게 처음으로 알츠하이머병의 세계가 어떤 것인지 가르쳐 준 환자다. 다음은 그녀가 환자로서 자신의 경험을 기록한 것이다.

- 우울함
- 내가 말하고 싶은 것을 제대로 표현할 수 없음
- 내 생각과 말을 제대로 표현하지 못할까 봐 말을 하지 않게 되고 우울해짐
- 말을 천천히 해야 알아들을 수 있음
- 시끄러우면 대화 내용을 이해하지 못함
- 나 자신을 표현하지 못해서 다른 사람이 나를 무시한다고 느낌
- 나를 한 사람의 인간으로 대접해 주지 않는 사회사업가나 간호사, 친구가 싫어짐
- 때로는 하루를 사는 것조차 힘들게 느껴지는 경우가 있음

레베카는 자신이 언어기능을 점차 잃어 가고 있으며 자기가 원하는 대로 다른 사람과 말을 할 수 없음을 자각하였다. 지금까지 매우 정확했던 글쓰기 실력은 온데간데없고 그녀의 글은 실수투성이였다. 복잡한 것을 싫어하게 되었고, 한 말을 반복하거나 더듬거리지 않고는 대화를 할 수가 없어서 자신의 말을 '소음 그 자체'라고 불렀다. 자신을 진정한 인격체로 대하지 않는 사회사업가나 간호사 또는 친구들에 대한 그녀의 지적에 우리는 미소를 지으면서도 한편으로는 찔끔했다. 비록, 인지기능은 감퇴하였지만 다른 사람이 자신을 다르게 대한다는 것을 그녀는 알고 있었다. 이 때문에 레베카는 화가 났고, 주변 사람에 대하여 적개심을 갖게 되었다. 놀랍게도 그녀는 미래에 대한 계획을 세우고 싶어 했다. 그녀의 기록을 보면 '하루에 한 가지씩' 처리하려고 마음먹었으나 그것을 실천하는 일이 얼마나 힘든 일이었는지 뚜렷하게 알 수 있다.

이렇게 마음에서 우러나오는 글을 읽다 보면 알츠하이머병을

이해하게 될 것이다. 환자의 세계를 이해하지 못하면 우리는 치매에 걸린 친구나 가족의 삶을 개선할 수 있는 좋은 방법을 찾을 수 없다.

알츠하이머병 환자가 경험하는 공통적인 감정

알츠하이머병에 수반되는 감정

• 걱정과 불안	• 당황
• 좌절	• 의심
• 혼란	• 두려움
• 상실감	• 분노
• 슬픔	• 고립감과 외로움

알츠하이머병에 대한 환자의 반응이 모두 같은 것은 아니지만 대부분 다음과 같은 감정 변화를 겪게 된다.

걱정과 불안 우리는 때로 불안하기도 하고 걱정을 하기도 한다. 부모는 늦도록 집에 오지 않는 십 대 자녀에 대해 걱정하고 불안해한다. 사람들은 월말까지 지불해야 할 청구서를 갚을 돈이 부족할까 봐 불안해한다. 어떤 사람은 슈퍼마켓에서 결혼생활 파경에 관한 잡지의 머리기사를 보고 자신의 축복받은 결혼생활도 기사 내용처럼 곤경에 빠지지 않을까 불안해질 수도 있다.

알츠하이머병 환자는 걱정과 불안으로 하루를 보낸다. 치매의 가장 흔한 증상은 모든 일에 생기는 사소한 걱정을 떨쳐 내지 못하는 것이다. 예를 들면, 치매환자는 창문으로 하늘의 구름을 보고 걱정하기 시작한다. 걱정은 눈덩이처럼 커져서 오후 내내 "봄비가 폭풍우로 변하면 어쩌나." 하고 끊임없이 걱정하며 지내기도 한다.

> 전직 초등학교 교사인 윌라 맥케이브는 자기 반 아이들에 대하여 걱정한다. "학교에 늦겠다. 지금 출발해야 해. 애들이 나를 기다리고 있어." 학교를 그만둔 지 10년도 넘었지만 그녀는 아직도 이런 걱정에 빠져 있다.

윌라가 걱정하는 내용은 대부분의 치매환자가 경험하는 전형적인 모습이다. 치매환자들은 이미 퇴직했음에도 불구하고 직장 규정을 어기거나 출근이 늦을까 봐 불안해하고 걱정한다. 이것은 쉽게 이해할 수 있는 일이다. 직장은 우리 삶의 대부분을 차지하므로 그에 대한 걱정이 때로 현실화되는 것은 이해할 수 있는 일이다.

좌 절 누구나 때로 열쇠를 어디 두었는지 몰라서 당황한 경험이 있다. 결국 열쇠를 찾기는 하지만 그동안에는 애가 다고 속이 상하게 마련이다. 열쇠나 지갑을 매일 또는 매시간 찾아 헤맨다고 상상해 보라.

치매환자는 단기기억이 먼저 손상되기 때문에 자신이 어딘가 둔 물건을 계속 찾게 된다. 자신이 두었다고 확신하는 자리에서 물건을 찾지 못하여 생기는 좌절이 매일 반복된다. 이때 사려 깊은 딸이 간호를 한다면 알츠하이머병을 앓고 있는 어머니를 위하여 아침에 긴 양말, 속옷, 속치마, 블라우스, 치마, 스웨터, 신발 그리고 장신구를 침대 위에 입는 순서대로 준비해 놓을 것이다. 환자인 어머니는 양말, 속옷, 속치마, 블라우스, 치마 등을 바라본다. 무엇을 먼저 입어야 할까? 전에는 그토록 쉬웠던 일이 지금은 신발을 신기 전에 양말을 신고, 블라우스 입기 전에 속옷을 입는 등등 확실한 순서를 여러 단계로 거쳐야 하는 복잡한 일이 되어 버렸다. 순서대로 행하는 능력을 상실한 환자에게는 단순히 옷 입는 것 자체가 큰 절망이 된 것이다. 전에는 마냥 쉬웠던 일들이 이제는 많은 노력과 집중을 필요로 하기 때문에 환자는 쉽게 피곤해 하고 지쳐 버리게 된다.

> 전직 주 정부 행정과장을 지낸 브레바드 크리필드는 직장에서 합리적인 사고와 탁월한 문제해결 능력을 보여 주었는데, 알츠하이머병이 생긴 후 느낀 자신의 절망적인 상태를 '내 머리가 마치 풀리지 않는 커다란 매듭같이 느껴졌다.' 고 표현했다.

혼 란 친구가 점심 약속 시간이 되어도 나타나지 않으면 당신은 어떤 생각이 드는가? 아마 시간이나 장소를 잘못 안 것일 수도 있다. 또는 나쁜 일이 일어나지 않기를 바라며 휴대전화로 통화해 보고 나서 당신이 약속과 다른 음식점에 와 있음을 알게 될 수도 있다. 그러면 일단 혼란은 사라지지만 만약 친구가 전화를 받지 않는다면 당신은 그 음식점에서 조바심을 내며 기다릴 것이다.

알츠하이머병 환자 대부분은 이런 혼란을 매일 겪는다. 이들에게는 시간, 장소 또는 주변 사람까지 확실한 것이 하나도 없다. 또, 앞의 예와는 달리 알츠하이머병을 앓는 사람은 이런 혼란스러운 상태를 해결할 실마리나 방법을 스스로 찾지 못한다.

이해를 돕기 위한 연습

간단한 훈련을 통해 당신은 치매가 미치는 영향을 이해할 수 있다. 먼저, 작은 종이 다섯 장에 각각 당신이 가장 하고 싶은 일을 적는다. 손자 보러가기, 하루 코스의 자동차 여행, 좋아하는 취미활동하기, 직장에 가기, 새로운 요리하기, 골프, 전화로 친구와 수다떨기 등등. 다 적은 후 한 가지씩 골라서 당신이 종이에 적힌 그 활동을 얼마나 좋아했는지 생각해 보고 그것을 더 이상 하지 못하게 되었다고 가정하라. 그리고 그 내용이 적힌 종이를 구겨서 던져 버려라. 다섯 장의 종이를 모두 버리고 났을 때 당신의 기분은 어떠한가?

많은 치매환자가 느끼는 상실감이 당신이 지금 경험한 바로 그 느낌이다. 슬프게도 환자들의 상실감은 엄연한 사실이며 단순한 가정하에 종이만 버리는 것이 아니다. 더욱이 환자들은 어떤 것을 버릴지 선택할 수조차 없다. 선택은 알츠하이머병이 하는 것이다.

루비 메이와 주간보호센터의 자원봉사자가 같이 사진첩을 보고 있었다. "여기 좀 보세요, 루비, 당신이 아주 잘생긴 젊은 남자와 춤을 추고 있는 사진이 있어요." 루비 메이는 좋았던 그때를 그리워하며 즐거워하는 것 같았다. 식사 시간이 되었을 때 루비는 점심 식사에 사진 속의 그 남자도 함께해야 한다고 고집을 부렸다. "남자? 누구?" 친구가 물었다. "나하고 방금 전에 춤추던 그 잘생긴 남자 몰라? 그 남자도 배가 고플 거야." 루비 메이가 대답했다.

상실감 자신의 직업이나 다른 사람과의 관계 또는 우리가 현재 하고 있는 일들이 우리 자신을 나타낸다. '나는 훌륭한 목수인게 자랑스러워요.', '내가 바로 웨인의 어머니예요.' 또는 '나는 낚시라면 정말 자신 있어요.' 등으로 자신을 표현한다. 삶에 큰 변화가 와서 이런 역할들을 빼앗긴다면 누구나 말로 표현할 수 없는 상실감을 경험하게 될 것이다.

알츠하이머병 환자는 이런 역할을 잃어버림으로써 자신이 얼마나 중요하고 의미 있는 존재인지 알게 해 주는 가치를 상실하게 된다. 결국, 더 이상 직업을 갖지 못하고, 좋아하는 취미활동을 접어야 하고, 머지않아 모든 것을 잃게 되는 것이다.

때로 가족은 환자 때문에 더 이상 유지하지 못하는 대인관계, 간호에 소비하는 시간 또는 간호에 따른 육체적인 고통 같은 자신의 상실감만을 생각하고 환자의 상실에 대해서는 잊어버리기 쉽다. 그러나 치매환자가 매일 고통스럽게 겪는 상실감을 잊지 않고 배려하는 것이 중요하다.

> 존 잭 쿠퍼는 해군 장군이자 외과의사로서 뛰어난 경력을 가졌다. 그러나 지금 그는 "나는 직업도 없고 돈도 없고 더 이상의 삶도 없어요."라고 말한다.

슬 픔 우리는 누구나 슬픔을 경험한다. 여러분은 친한 친구를 잃거나 사랑하는 개가 죽었을 때 느꼈던 슬픔을 기억할 것이다. 뉴스에서 들은 기가 막힌 이야기가 당신을 눈물짓게 할 수도 있다. 슬픔은 모든 것을 휩쓸어 갈 수도 있고 오래 지속되기도 하며 깊은 상심에 잠기게도 한다. 행복처럼 슬픔도 우리 삶의 일부다.

알츠하이머병 환자들은 자주 슬픔을 느낀다. 어떤 환자는 자신이 줄줄 꿰고 있던 이야기를 더 이상 말할 수 없게 되어 눈물을 흘리기도 하고, 어떤 사람의 이름이 생각나지 않아 안타까움 때문에 울기도 한다. 환자들은 오랫동안 살던 집에서 이사하는 것처럼 정든 것과의 이별을 슬퍼한다. 치매에 걸리지 않은 사람은 슬픔을 이기기 위해 치료를 받는다든지 친구에게 전화를 한다든지 또는 등산을 할 수 있지만, 치매환자들은 슬픔을 극복하는 방법을 알지 못한다.

게리 그린웨이는 대학교수로 한창 명성을 날리던 40대 후반에 알츠하이머병으로 진단받았다. 어떤 병인지를 잘 알고 있었기 때문에 그녀는 마치 세상을 마주하기에는 너무 고통스러운 듯이 두 손으로 눈을 가리고 앉아 있곤 하였다.

당혹감 우리는 학교에서 선생님의 질문에 대답을 하지 못해 당황한 경험이 있다. 목이 조이는 것 같고 말을 더듬고 손에서 땀이 나면서 얼굴이 붉어지는 그런 기억이다.

알츠하이머병 환자는 매일 질문에 대한 답을 전혀 모르는 상태로 아주 커다란 교실에 놓여 있는 것과 같다. 외모에 항상 자신감을 보이던 여성 환자가 지나가는 사람에게 겉옷을 뒤집어 입었다는 지적을 받는 일도 생길 수 있다. 치매환자들은 흔히 사람들의 이름을 잊어버린다. 당혹감은 자신이 저지른 실수를 인식할 수 있는 치매 초기에 특히 자주 나타난다.

"우리 집사람 저기 있네! 언제 들어왔지?" 호바드 엘람은 주간보호센터에서 건너편 테이블에 있는 자기 아내를 보았다고 확신했다. 가까이 다가가서야 그는 아내가 아닌 것을 알고 매우 당황했다. "내가 이런 실수를 했다는 게 믿어지지 않아요." 이 일을 겪고 그는 그 프로그램의 자원봉사자가 되기로 하였다.

자신이 누군지조차 확신하지 못하는 경우가 치매환자들에게 종종 나타난다. 환자들은 얼굴을 기억하지 못하고, 비슷한 사람을 만나면 착각을 일으킨다. 성별을 착각할 수도 있어서 머리가 짧은 여자를 남자로 판단할 수도 있으며, 머리가 긴 남자는 여자라고 생각할 수도 있다. 시력과 청력의 감퇴는 이런 착각을 더 심하게 만든다.

의 심 　만일 직장 상사가 당신을 지금까지와 달리 대한다면 아마 '내가 한 일이 못마땅한가?' 하는 생각을 갖게 될 것이다. 당신 집 앞에 낯선 차가 며칠 동안 주차되어 있거나 현금자동지급기에서 돈을 뺄 때 낯선 사람이 너무 가까이 서 있으면 의심하고 경계하게 될 것이다. 멀쩡한 사람들도 상황에 따라 조금씩 의심을 품게 된다.

알츠하이머병 환자들도 자신에게 일어난 일에 대한 이유를 알고 싶어 한다. 왜 가족이 자신에게 운전을 못하게 하는지, 자신의 돈은 어디에 있는지. 적절한 답을 찾지 못하면 치매환자는 누군가가 자신을 어떤 식으로든 해치려 한다고 생각한다. 잘못된 믿음인 망상은 알츠하이머병 환자에게 흔히 일어나는 증상이다. 의심은 이런 망상의 부산물이다.

엠마 심슨은 딸 패트리샤에게 옆집 여자가 자기 가위를 가져갔다며 계속 불평을 했다. 엠마는 가위가 필요해서 찾아보았으나 보이지 않자 그렇게 믿고 있었다. 어느 날 패트리샤가 어머니의 가방을 옮겨 놓으려고 집었을 때 이상하게 너무 무거웠다. 가방을 뒤져 보니 종류, 색깔, 용도가 다른 가위가 17개나 들어 있어서 불룩했다.

물건을 모으거나 감추는 일은 치매환자에게 자주 있는 일이다. 환자들은 자신의 귀중품을 누군가가 훔쳐 가려고 한다는 의심을 품기 때문이다.

두려움 정상인도 가끔 두려움을 느낀다. 밤늦게 시내 한 복판을 걷고 있는데 뒤를 따라오는 발소리를 들었다고 가정해 보자. 또는 지진이나 태풍, 거미나 뱀이 두려운 경우도 있다.

치매환자도 두려움을 느낀다. 독립성 상실에 대한 두려움, 가족에게 너무 큰 부담을 주게 될까 봐 느끼는 두려움 또는 길을 잃을지 모른다는 두려움을 느낀다. 그 밖에도 과거의 상처가 자꾸 떠오른다든지 누가 자기 돈을 훔쳐 가는 망상 때문에 두려움이 생긴다. 시각적 또는 공간적으로 착각을 일으키면 낙상에 대한 두려움이 생기게 되는데, 특히 바닥에 깔린 양탄자의 무늬 때문에 착각을 일으키기도 한다.

헨리에타 프레이저와 메이 프레이저 자매는 수년 동안 같이 살아왔다. 알츠하이머병으로 진단받기 전까지 헨리에타는 성격이 활달해서 메이가 함께 지내기 쉬웠으나 병이 생긴 이후부터 헨리에타는 목욕하는 것을 매우 무서워하였다. 두려움이 흐르는 물 때문인지 차가운 욕조 때문인지 또는 과거의 어떤 상처 때문인지 모르지만 목욕할 때 누군가 도와주면 두려움 때문에 우는 것이 덜했다.

메이는 목욕에 대한 언니의 두려움을 언니와 오랫동안 좋은 친구였던 아주 사려 깊은 가정간호사를 고용함으로써 해결하였다(목욕에 관한 도움은 190쪽 참조).

분 노 화를 내고 싶은 사람은 없겠지만 우리는 때로 화를 내며 살아가고 있다. 그러나 화는 위협을 받는 상황에서 싸움에 이길 수 있도록 돕는다는 긍정적인 면도 있다. 화를 내는 것은 스트레스 해소에 도움이 될 수도 있고 숨어 있는 감정을 표출하는 방법이기도 하다. 때로는 화를 냄으로써 가슴에 맺힌 응어리가 풀어져 관계를 개선할 수도 있다.

알츠하이머병 환자가 폭력적으로 변하는 이유는 명확히 밝혀져 있지 않다. 그러나 치매환자도 화를 낼 수 있다. 이들은 자신이나 자기 주변에서 일어나는 일들을 이해하지 못하는 경우가 많다. 환자들은 자신에게 부당한 일을 시키거나 자신을 몰아세운다고 느낄 때 자제력을 잃고 화를 낸다.

> '너희 집으로 가!' 애니는 화가 나면 이렇게 소리 지른다. 애니의 남편인 잭 홀만은 아내가 과거에는 독립적이었으나 지금은 필요한 모든 것을 남에게 의지한다고 말한다. 알츠하이머병 때문에 애니가 사용할 수 있는 단어는 매우 적어졌지만 화가 나면 자신을 표현할 줄 안다.

고립감과 외로움 내 친구 한 사람이 스키를 타다가 다리가 부러져서 거의 한 달 동안 꼼짝도 못하고 지냈다. 출근은 물론 운동도 못하고 사 놓은 오페라 표도 쓰지 못했으며 친구와 약속도 취소해야 했다. 그는 회복될 때까지 매우 외로웠으며 직장에 다시 출근하던 날이 생애 중 가장 행복한 날이었다고 말했다.

초기의 지지 모임

알츠하이머병의 말기나 되어야 진단을 받던 20여 년 전에는 상상도 못할 만큼 가족과 환자를 위한 많은 지지모임이 결성되어 있다. 사교적인 모임부터 치료를 받을 수 있는 모임까지 매우 다양하였다. 이런 모임에서 환자도 친구와 어울리거나 재미있는 농담을 즐기고, 뭔가를 함께 나누고 자신이 혼자가 아니라는 느낌을 받을 수 있다. 환자는 이런 모임을 좋아하지 않을 것이라고 믿었던 가족도 생각이 바뀌었다.

알츠하이머병이 생기면 친구와 멀어진다. 치매환자는 자신과 같은 경험을 하고 있는 사람을 만나면 쉽게 친구가 되고 공감하게 되며 의견을 나눌 수 있다.

알츠하이머병이 진행됨에 따라 고립감과 외로움은 점점 심해진다. 치매환자는 더 이상 운전을 못하고 매주 하던 카드놀이도 할 수 없으며, 친구와 배 타고 놀러 가지도 못하고 나무 손질이나 장보기도 못한다. 심지어는 근처의 도넛 가게에도 갈 수 없다. 사교적인 접촉이 단절되고 친구조차 더 이상 찾아오지 않는다. 다리가 부러진 상황과는 달리 환자의 병은 나아지지 않는다.

전직 교사이며 지역 유지였던 루비나 딘은 자신이 각종 사교 모임에 소원해졌다고 느꼈다. 그녀는 "나는 카드놀이를 하곤 했고 운전도 했고 일도 했지만 지금은 내 삶에서 너무 많은 것을 잃었어요."라고 말한다.

대통령이 누구인지도 모르고, 오늘이 무슨 요일인지도 모르고 심지어 자신이 몇 살인지도 모르지만 루비나는 치매가 어떤지에 대해서는 놀랄 만큼 잘 표현하고 있다.

치매환자에게 가장 좋은 친구되기

이제 여러분은 이 장을 다 읽었다. 이제 치매가 어떤 병이라는 것을 추측하고 상상하는 시간을 가져 보기 바란다. 이해를 돕기 위한 연습(31쪽)을 해 보는 것이 간호하는 가족에게 큰 도움이 되고, 환자의 절망과 분노를 잘 이해할 수 있도록 도와준다.

만일, 당신이 절망이나 분노를 느끼지 않는다면 매우 다행스러운 일이다. 다행히도 치매환자도 때로 행복해 하고 즐거워한다. 이런 기분은 순간적일 수도 있고 지속적일 수도 있다. 또는 치매 때문에 자기 주변, 가족, 병으로 말미암은 문제를 이해하지 못해서 슬퍼하지 않을 수도 있다. 치매환자는 애완견과 시간을 보내거나 초콜릿을 맛보거나 농담하고 웃거나 가벼운 포옹을 하면서 하루를 즐겁게 보낼 수 있다. 때로 즐거워하고 때로는 죄책감을 느끼는 가족은 환자가족모임에 참여해서 치매라는 질환이 환자의 성격을 바꾸어 놓기도 한다는 것을 배우게 된다. 의욕에 넘치고 공격적인 A형 성격의 아버지가 놀기 좋아하는 쪽으로 바뀌고, 비관적인 성격의 이모가 낙관주의자가 되기도 하며, 명령조로 지배적이던 어머니가 너그럽게 변하기도 한다.

결 론

이 책은 알츠하이머병에 걸린 사랑하는 가족을 '가장 좋은 친구'의 방식으로 간호하는 방법을 설명한다. 가장 좋은 친구처럼 하는 간호는 당신이 치매환자의 느낌을 더 잘 이해할 수 있게 도와준다. 이야기를 나누는 동안 누군가를 잘 이해하게 되려면 잠깐 상황을 바꾸어 당신이 환자의 상태가 되어 보아야 한다. 보통 마라톤에 비유하는 이런 상황을 겪으면서 당신은 이 책이 담고 있는 내용에 대해 놀라움을 느낄 것이다. 알츠하이머병 환자들이 하는 소위 '부적절한 문제행동'을 다 이해할 수 없는 것은 아니다. 그런 행동은 대개 환자가 자신의 세계를 나름대로 이해하려고 하다 생긴 일이며, 치매의 미로에서 길을 찾아 주는 나침반 역할을 하기도 한다. 만일, 우리 중 누가 기억이나 판단력에 문제가 생기거나, 무언가 두려운 것이 생기거나, 가장 좋아하는 취미활동을 그만두어야 한다면 화를 내고 불안해하고 물건을 숨기고 위협적인 환경에서 될 수 있는 한 도망치려고 하는 것은 너무나 정상적인 반응이다. 또 누구나 직장에 늦었다고 생각하면 집에서 빨리 출발하려 하고, 자신을 해치려는 사람을 만났다고 생각하면 때리고 도망가는 것이 정상적인 행동이다.

문제가 되는 행동의 이유를 일단 이해하면 당신은 새로운 시각에서 치매환자를 보살필 수 있을 것이다. 가장 좋은 친구처럼 하는 간호는 이런 방식으로 접근하도록 도와줄 것이다. 환자의 의학적인 상태는 호전되기 어렵기 때문에 간호를 하는 사람이 변해야 함을 잊지 말아야 한다.

가장 좋은 친구되기

- 도둑맞은 기분, 혼란, 심지어는 분노까지도 치매 때문에 생기는 정상적인 감정이다.
- 치매환자들은 혼란과 기억상실이 생긴 자신의 세계를 이해하기 위하여 열심히 노력하고 있다.
- 잠시라도 환자가 되어 보는 것은 우리가 인정하고 싶지 않은 것을 극복하도록 도와주고 이해하게 해 준다.
- 환자가 겪는 상황에 대하여 시간을 가지고 생각해 보면 환자의 감정을 이해할 수 있게 되고 더 다정하고 능숙한 간병인이 될 수 있다.

02

지금까지 알려진 사실은 무엇인가

–치매진단, 치료, 연구

훌륭한 간호를 위하여 알츠하이머병의 의학적 · 과학적 측면을 잘 알아 두는 것이 매우 중요하다. 그것은 치매의 실체를 이해하는 데 도움을 주며 가장 좋은 간호 방법을 찾게 해 준다. 치매전문가가 될 필요는 없지만 의학 정보를 잘 알고 있으면 간호에 확신이 생긴다. 또한 병이 환자에게 미치는 영향을 잘 알게 되므로 병과 환자를 분리하여 객관적으로 생각할 수 있는 능력이 생기며, 환자 때문이 아닌 질병 자체에 의해 생기는 분노나 좌절감 같은 감정을 조절할 수 있게 된다.

이 장에서는 기억력 상실, 치매 그리고 알츠하이머병에 대한 주요 개념을 알아보고 당신이 사랑하는 환자가 거치게 될 과정을 좀 더 잘 이해할 수 있도록 진단, 치료 그리고 진행 중인 연구에 관하여 다룰 것이다. 나이가 들면 모든 사람이 기억력과 인지기능이 잘 유지되는지에 관심을 갖게 되므로 누구에게나 찾아올 수 있는

알츠하이머병의 위험을 알리는 열 가지 징후

- 기억상실
- 익숙한 일을 수행하기 어려워짐
- 언어장애
- 시간과 공간에 대한 감각상실
- 판단력 저하
- 추상적 사고능력 저하
- 엉뚱한 장소에 물건 놓기
- 기분 또는 행동 변화
- 성격 변화
- 자발적인 능력 상실

개별적인 상황에 대한 정보도 다루게 될 것이다.

기초연구는 발전 속도가 매우 빠르므로 이 책이 발간된 후에 획기적인 발전이 이루어질 수도 있다(이 책의 부록에 도움이 되는 정보를 얻을 수 있는 인터넷 사이트 주소와 추천도서가 수록되어 있다).

가끔 기억장애가 나타나는 것은 정상인가

우리는 때로 어떤 사람의 이름이 생각나지 않거나 자신이 그 방에 왜 들어갔는지 기억나지 않을 때가 있다. 당신이 기억장애가 있는지는 다음 문장을 통해 확인할 수 있을 것이다.

> 당신이 잊어버렸다는 사실을 기억해 내면 괜찮지만 잊어버린 사실조차 기억하지 못한다면 그건 심각한 문제다.

식품점에서 사야 할 물건 중 몇 가지를 잊어버리는 것은 별로 심각한 문제가 아니다. 그러나 그 실수에 대해 식품점에 우유와 바나나가 떨어졌다든지 누군가가 장바구니에서 그걸 훔쳐 갔다든지 하는 믿기 어려운 이유를 댄다면 관심을 기울여야 한다.

기억력 감퇴가 치매의 유일한 징후는 아니다. 때로는 모든 일에 무감각해지거나 성격이 변하거나 새로운 정보를 이해하지 못하는 것으로 치매가 시작되기도 한다.

의사는 치매를 진단할 수 있는가

그렇다. 나이에 관계없이 기억장애, 혼미 또는 기타 인지기능에 문제가 있으면 의사에게 진찰을 받아야 한다. 얼마만큼 심각한 문제인지 빨리 진단받음으로써 치매 치료를 빨리 시작할 수 있고, 조기 치료는 병의 진행을 늦출 수 있을 뿐만 아니라 완치 가능한 치매의 원인을 찾을 수 있기 때문이다.

신경과 전문의 외에도 내과, 가정의학과, 정신과 등 점점 더 많은 의사가 알츠하이머병을 포함한 치매에 대한 최신 지견(知見)을 숙지하고 있으며, 진단을 위한 기본적인 진찰을 하고 있다. 그러나 대부분의 환자 가족은 전문가의 의견을 듣기 위하여 신경과 전문의나 노인병 전문의를 선호한다. 진찰에는 자세한 병력 청취와 신경심리학적 검사, 신경학적 진찰, 혈액검사와 진단에 필요한 여러 가지 검사가 포함된다. 뇌졸중이나 수두증 또는 뇌종양이 있는지 확인하기 위하여 뇌컴퓨터단층촬영(CT)이나 뇌자기공명사진(MRI)을 찍는다.

치매 초기에는 증상이 모호할 수도 있다. 환자가 잠시 동안은 정상적으로 처신하고 주변 사람을 즐겁게 만들 수도 있다. 그러나 경험이 많은 의사라면 이상을 찾아낼 것이다. 신경심리학적 검사는 많은 물건의 이름을 말하게 하거나 100에서 7 빼기를 연속적

약사가 기억력을 평가할 수 있는가

많은 사람이 약국에서 혈압을 재거나 병에 대한 상담을 한다. 어떤 사람은 기억력을 평가하러 약국에 가기도 한다. 4분이 걸리는 기억검사부터 계절에 대한 지남력검사를 비롯하여 기억력과 우울증 등 평가하는 데 시간이 많이 걸리는 신경심리검사까지 검사의 종류는 매우 다양하다. 알츠하이머병협회나 제약회사가 지원하는 위원회에서 이런 검사도구를 제공하기도 한다.

베이비붐 시대에 태어난 많은 사람이 기억력에 대하여 걱정한다. 이런 검사는 두려움을 가중시킬 수도 있고 문제점을 찾아낼 수도 있지만, 결과 해석에 주의가 필요하다. 그러므로 평가자가 충분한 경험을 가진 전문가인가 하는 문제가 가장 중요한데, 그 이유는 이런 검사가 의학적 진찰을 대신할 수 없기 때문이다. 생각이나 기억력에 문제가 있는지 걱정된다면 전문의에게 가서 정확한 진찰을 받을 것을 권한다.

으로 시키거나 시계를 그리게 하는 등 많은 질문을 하기 때문에 증상을 감추기 어렵다. 때로는 가족이 예상했던 것보다 환자의 인지기능의 손상 정도가 심해서 신경심리검사 결과를 듣고 충격을 받는 경우도 있다.

의사가 치매라고 진단하는 것은 무엇을 의미하는가, 치매는 노망과 같은 것인가

노망은 정상적인 노화과정이라는 의미가 깔려 있으므로 적절하지 못한 용어다. 의학 전문가들은 더 이상 노망이라는 말을 사용하지 않는데, 그 이유는 늙는다고 해서 누구나 정신기능이 황폐해지는 것은 아니기 때문이다. 지금은 라틴어에 유래한 '마음을 벗어났다 또는 정신을 잃어버렸다'는 의미의 치매(癡呆)라는 말을 사용한다. 치매는 기억력 상실, 언어장애, 판단력 결함, 문제해결 능력 저하 그리고 자발성 결핍 등 대뇌의 고급 인지기능 중에서 최소한 한 가지 이상이 손상된 것을 의미한다. 대부분의 환자가족은 치매라는 말을 '미쳤다'는 말과 동일하게 받아들이므로 싫어한다. 저자도 이 말이 적절하다고 생각하지는 않지만 현재 의료계에서 가장 널리 사용하는 용어다.

말 그대로 치매는 적절하지도 완벽하지도 않은 용어이며, 증후군 또는 포괄적인 비정상 상태라고 할 수 있다. 그러므로 의사에게 어떤 종류의 치매인지 그리고 완치가 가능한지 또는 다른 원인 때문에 이차적으로 치매가 생긴 것은 아닌지 확인해야 한다. 모든 유형의 치매는 조금씩 특징이 다르고 경과도 다르다. 이 개념에 대한 이해를 돕기 위해 치매를 커다란 우산이라고 가정하자. 그 우산 속에는 완치 가능한 치매와 완치 불가능한 치매가 들어 있다. 알츠하이머병은 치매라는 우산 속에 있는 치매의 한 종류에 해당한다.

치매의 종류

치매는 기억력 상실, 혼미, 문제해결 능력 상실과 판단력 결여 그리고 언어장애를 포함하는 복합적인 말이다. 다음의 왼쪽은 완치가 불가능한 치매의 종류이며, 오른쪽은 완치가 가능한 치매다.

완치 불가능한 치매	완치 가능한 치매
알츠하이머병	우울증
크로이츠펠트-야곱병	호르몬 이상
픽병을 포함한 전두-측두엽 치매	감염
헌팅턴병	영양결핍
코르사코프 증후군	약물/약물 상호작용
루이체치매	비타민 B_{12} 결핍
다발성 뇌경색 또는	정상뇌압수두증
다른 혈관질환	파킨슨병

완치 가능한 치매

다음과 같은 질환이 치매 증상을 일으키지만 원인을 찾아 고치면 치매가 완치되거나 부분적으로 호전된다.

- 우울증: 슬프고 움직이기 싫으며, 생각하거나 집중하기가 어렵고 절망적인 느낌이 들고 때로는 자살하고 싶은 충동까지 생긴다. 우울증은 항우울제를 복용하거나 정신과 상담을 받으면 호전될 수 있다.
- 약물 상호작용: 노인은 많은 약과 비전문의약품을 함께 복용한다. 약물을 잘못 복용하거나 같이 복용하면 안 되는 약을 섞어 먹으면 치매 증상이 나타날 수 있다.
- 정상뇌압수두증: 정상뇌압수두증은 뇌척수액 순환이 차단되어 생기는 드문 질환이다. 증상으로 걸음걸이 이상, 기억상실 그리고 배뇨장애가 생긴다. 정상뇌압수두증은 과거에 뇌염 또는 뇌수막염을 앓았거나 뇌를 다친 경우 발생하며 수술로 치료가 된다.
- 비타민 B_{12} 결핍: 비타민이나 엽산이 부족한 경우 치매 증상이 생길 수 있다. 비타민을 보충하면 증상이 사라지거나 호전된다.
- 감염: 요로감염이나 심지어는 치아염증 같은 신체 감염을 치료하지 않고 방치하면 치매를 일으킬 수 있다. 다행히 이런 병은 잘 치료된다.
- 호르몬 불균형: 갑상선 호르몬이 너무 많거나 적으면 치매 증세

가 생긴다. 그러나 호르몬 불균형을 교정하면 증상은 사라진다.

- 영양결핍: 잘 먹지 않는 사람은 영양실조가 생긴다. 이는 특히 쇠약한 노인이 혼자 살 때 잘 생기는 문제로, 최악의 경우 치매를 유발한다.

완치 불가능한 치매

알츠하이머병은 완치가 불가능한 치매 중 가장 흔하다. 최근에는 이와 비슷한 다른 종류의 치매에도 관심이 모아지고 있다.

- 다발성 뇌경색 치매: 혈관성 치매로 잘 알려진 다발성 뇌경색 치매는 뇌졸중이 여러 번 생김으로써 뇌가 손상되어 발생한다. 시간이나 장소에 대한 지남력장애, 혼미, 행동 이상 등의 증상이 나타난다. 다발성 뇌경색 치매는 완전 정상 회복은 불가능하지만 고혈압 같은 뇌졸중의 원인을 잘 조절하면 더 이상 악화되는 것을 막을 수 있다.
- 전두-측두엽 치매: 뇌의 전두엽이 먼저 손상되는 치매로 픽병이 여기에 속한다. 성격 변화와 행동 변화가 기억력 상실보다 먼저 온다. 임상에서 전두-측두엽 치매는 알려진 것보다 더 흔히 볼 수 있다. 현대 방사선학의 발전이 이 치매의 진단을 용이하게 해 주었다.
- 크로이츠펠트-야곱병: 감염에 의한 병으로, 매우 드물게 생기지만 일단 생기면 사망까지 매우 빨리 진행하며, 이 질환의 변종으로 광우병이 잘 알려져 있다. 기억장애, 행동 변화 그

리고 근육협조운동 장애 등이 생기며 아주 빨리 진행되기 때문에 대개 진단 1~2년 후 사망한다. 아직 치료법은 없다.

- 파킨슨씨병: 이 병은 운동 능력에 영향을 주어 수전증, 관절 경직 또는 운동속도 저하를 일으키지만 후기에는 치매가 발생할 수 있다. 파킨슨병 치료제가 운동기능을 호전시킬 수는 있으나 치매에는 별 효과가 없다.
- 루이체 치매: 대개 알츠하이머병과 같은 증상이 질환의 초기에 나타나고 파킨슨병에서 나타나는 운동장애가 동반된다. 이 외에 헛것이 보이는 환시, 망상, 낙상 또는 의식 소실 같은 증상이 나타난다. 루이체 치매환자는 항정신병 약물에 대한 과민반응을 보이므로 사용 시 매우 주의해야 한다. 콜린 분해효소 차단제가 치료에 도움이 된다.
- 헌팅턴병: 팔다리와 얼굴에 비정상적인 불수의 운동, 사고 능력 저하 그리고 성격 변화가 나타나는 것이 특징이다. 진단이 비교적 쉽고 약물로 증상이 완화되기도 하지만 병이 진행되는 것을 막을 수는 없다.
- 코르사코프 증후군: 이 증후군은 대부분 알코올 중독자에게 나타난다. 심한 경우에 오래 지난 과거 일은 기억할 수 있지만 새로 들은 정보를 기억하지 못한다.

'알츠하이머병' 이란 무엇을 의미하는가

알츠하이머병은 1900년대 초 독일 의사인 알로이스 알츠하이머(1864~1915)가 처음으로 이 병에 대하여 언급하여 그의 이름을 병명으로 삼았다. 그의 환자로 유명한 아우구스테는 51세에 첫 증상을 보였다. 환자는 남편에 대한 비정상적인 질투심, 요리나 금전 관리상의 어려움, 편집증 그리고 불안 증세 등을 보였다. 아우구스테의 병은 점차 악화되다가 4년 후 사망하였다. 신경병리학자인 알츠하이머 박사는 부검을 시행하여 환자의 뇌에서 현재 이 질병의 대표적인 병리학적 변화로 알려진 신경섬유농축체와 노인반을 발견하였다. 알츠하이머 박사의 동료가 1910년 정신과 의학서에 이 환자의 증례를 소개하면서 유명해졌고, 그의 이름이 병명으로 사용되게 되었다. 흥미로운 것은 아우구스테의 병상기록이 수년 동안 사라졌다가 1995년 독일에서 우연히 다시 발견되었다는 것이다. 이 기록이 다시 발견됨으로써 현대의학은 알츠하이머 박사의 발견이 옳았다는 것을 확인할 수 있었다.

알츠하이머병은 어느 시대에나 있었지만 최근 인구의 노령화와 함께 급격하게 증가되었다. 이 병은 젊은 사람에게도 생길 수 있지만 주로 60세 이상의 노인에게 많이 발생한다. 미국 알츠하이머병협회에 따르면 '알츠하이머병은 최근에 일어난 일을 잊어버리고 늘 해 오던 일을 수행하는 데 어려움을 겪게 되는 일이 잦아지면서 서서히 진행된다.' 고 하였다. 이 병이 얼마나 빨리 진행하는지는 사람에 따라 다르고 정신 혼미, 성격이나 행동 변화 그리고 판단력 상실 등의 증상이 나타난다. 알츠하이머병 환자는 대화에 필요한 적절한 단어를 찾고, 생각을 정리하거나 이야기를 계속하기가 힘들어지면서 의사소통이 점차 어려워진다. 이 병의 가장 대표적인 증상은 기억력 상실로, 특히 단기기억장애가 먼저 나타난 후 다른 인지기능이 떨어지기 시작한다. 시간이 경과하면서 점점 환자 혼자서는 아무것도 할 수 없게 되고 가족이나 전문 간병인에게 완전히 의존하게 된다.

이 분야에 대한 연구가 빠르게 발전하고 있지만 현재까지 알츠하이머병을 확진할 수 있는 진단법은 없다. 의사는 환자의 인지기능이 서서히 계속 저하되고 이런 증상을 일으킬 수 있는 다른 이차적인 원인을 찾지 못할 경우에 흔히 '임상적으로 알츠하이머병이 의심됨' 이라고 진단한다. 그러나 점점 더 많은 의사가 세밀한 진찰을 통해 정확하게 알츠하이머병을 진단할 수 있게 되면서 '알츠하이머병이 의심됨' 이라는 애매한 표현은 줄어들고 있다.

알츠하이머병 환자는 모두 같은 과정을 거치는가 아니다. 이 병이 환자에게 어떤 영향을 주는지는 환자에 따라 크게 다르다. 어떤 환자는 병이 매우 빨리 진행하기도 하고 또 어떤 경우에는 서서히 진행한다. 일부 환자의 경우 시 · 공간 감각, 판단력, 언어능력 그리고 단기기억과 장기기억이 손상되는 전형적인 징후를 보이지만 다른 경우에는 이런 능력이 오랫동안 유지되는 경우도 있다. 같은 환자라고 할지라도 증상과 행동이 시간에 따라 변할 수 있다. 이는 가족에게 좋을 수도 있고 나쁠 수도 있다. 좋은 측면은 때로 문제가 감소하거나 일시적으로 사라질 수 있다는 것이고, 좋지 않은 측면은 병이 점차 진행되어 끝이 보인다는 것이다. 경우에 따라 다르지만 증상이 발생하여 삶에 영향을 미치고 사망할 때까지 대략 8년이 걸린다.

병의 단계를 살펴보면 다음과 같다.

- 1단계: 환자가 일상생활을 영위할 수는 있지만 기억력, 문제해결 능력, 언어 능력 그리고 판단력이 점차 감퇴되는 시기다.

- 2단계: 환자의 증상이 훨씬 나빠져서 감독과 보조가 필요하다. 또 이 단계에서는 환자의 일상생활에도 문제가 생기기 시작하므로 익숙한 환경에서도 길을 잃는다든지 금전관리를 하지 못하거나, 불에 음식을 올려놓고 잊어버리거나 판단력 상실 때문에 금전적인 손해를 볼 수 있다.
- 3단계: 대소변 실금, 음식 삼키기 장애 또는 다른 신체적인 문제가 나타난다.

당신이 만약 알츠하이머병에 걸렸다면

당신이 만약 알츠하이머병이나 비슷한 종류의 치매에 걸렸다면 알츠하이머병협회나 지역협회에서 환자와 가족을 위한 도움을 당장 받는 것이 중요하다. 환자가족모임이나 환자를 위한 사교모임이 결성된 지 오래되지는 않았지만 큰 도움이 될 것이다. 작지만 점점 커지고 있는 초기 환자를 위한 연계모임(치매환자를 위한 변호와 지지: http://www.dasninternational.org)도 있다. 이들은 환자를 위하여 더 많은 지지와 서비스를 받을 수 있도록 노력하고 있으며, 개별만남, 전화상담, 소식지 또는 인터넷을 이용하여 지지체계를 형성하고 있다.

그리고 의사에게 질환의 진행을 느리게 하는 약물이나 정신적으로나 육체적으로 왕성한 상태를 유지할 수 있는 방법에 대하여 물어보고, 급한 순서대로 법적인 문제와 금전적인 문제를 처리해야 하며, 건강에 대한 미래 계획을 세우고, 새로운 치료에 대한 희망을 버리지 말아야 한다.

이런 단계 분류는 주관적이기는 하지만 임상에서는 유용하게 사용된다. 그러므로 가족은 환자가 어느 단계인지에 관심을 쏟지 말고 병이 느리게 진행하며, 상태가 좋은 날도 있고 좋지 않은 날도 있으며, 모든 환자가 증상에 따라 좋은 측면과 좋지 않은 측면을 함께 갖는다는 것을 인식해야 한다.

어떤 치료가 좋은가 뇌기능을 좋게 하고 병의 진행을 늦추는 새로운 약이 나와서 초기와 중기 알츠하이머병 환자나 비슷한 다른 종류의 치매환자가 복용하고 있다. 알츠하이머병이나 비슷한 다른 종류의 치매는 완치될 수는 없지만 치료가 전혀 불가능한 것은 아니다. 사고와 기억에 중요한 뇌의 신경전달물질이며 알츠하이머병에 걸렸을 때 고갈되어 증상을 나타내는 '콜린'의 양을 증가시키는 약물인 콜린분해효소차단제가 치매 증상을 호전시킨다. 연구에 따르면 이 약은 병의 초기에 복용하는 것이 가장 효과적이다. 이 약은 문제행동 조절에도 도움이 되며 다른 항정신병 약물처럼 환자의 혼미한 정신 상태를 악화시키지 않는다. 다행스럽게 콜린분해효소차단제와 작용기전이 다른 새로운 약이 알츠하이머병이나 유사한 다른 치매의 치료를 위하여 연구, 개발 중이다. 그러나 이런 약들이 병을 완치시키지는 못한다는 사실을 인식해야 한다. 치매로 진단받은 모든 환자에게 진행을 지연시키기 위하여 사용하는 약물은 환자마다 개별적으로 효과를 평가해야 한다.

다른 신체적인 문제가 치매에 영향을 줄 수 있는가 그렇다. 내과적인 문제나 다른 신체적 상태를 치료하지 않고 그대로 두면 환자의 치매를 악화시킬 수 있다(이를 '질환과잉장애' 라고 부른다). 예를 들어, 치료가 가능한 안과 질환 환자를 방치하면 시력장애 때문에 시간이나 공간에 대한 판단에 장애가 생기고 정신이 더 혼미해질 수 있다. 안경을 쓰게 되면 이런 질환과잉장애가 해결된다. 다른 예로, 요로 감염, 변비, 두통이나 치통 같은 통증, 탈수 그리고 알츠하이머병에 가끔 동반되는 우울증이 치매를 악화시킬 수 있다.

기분이나 에너지 또는 행동에 갑자기 변화가 오면 치매 자체 때문이 아니고 신체적인 문제 때문에 생긴 증상일 가능성이 높다. 늘 정신이 맑고 행복해 하던 여성 알츠하이머병 환자가 갑자기 화를 내고 발작적인 행동을 한다면, 통증이 있는데 이를 제대로 표현하지 못하기 때문일 가능성이 있다. 때로는 더 심각한 문제가 있어서 당장 진찰을 받아야 하는 경우일 수도 있다. 간호하는 사람이 사려 깊다면 환자의 갑작스런 행동 변화가 일단 치료만 하면

치료해야 할 신체상의 문제

많은 신체적인 문제나 질병이 알츠하이머병을 악화시키므로 속히 발견해서 적절한 치료를 해야 한다.

- 감염
- 우울증
- 통증
- 청력 상실
- 심장질환
- 조절되지 않는 당뇨
- 탈수
- 영양상의 문제
- 시력 상실
- 구강문제/ 치통
- 족부질환
- 고혈압/저혈압
- 저체온
- 소화기/방광질환

예전 상태로 회복될 수 있는 신체적인 문제와 관련이 있음을 짐작할 것이다('치료해야 할 신체상의 문제'를 참고하기 바란다).

항정신병 약물이 무엇이며, 어떤 도움을 주는가 항정신병 약물은 신경안정제다. 이 약물은 불면, 불안, 편집증, 망상과 같은 비정상적인 정신 증상이 생겼을 때 효과적이다. 이런 약물은 환경을 바꿔 보거나 먼저 행동조절을 시도해 본 후 효과가 없는 경우에 신중하게 사용해야 한다.

이런 약물이 환자를 집에서 더 오래 지낼 수 있게 하거나 보조시설을 갖춘 장소에서 다른 사람과 단체생활을 가능하게 해 주기도 한다. 의사가 효과적인 약물을 처방하겠지만 나이가 많고 쇠약한 치매노인에게 필요한 약을 선택하고 용량을 맞추는 일은 쉽지 않다. 불안감, 환상, 망상, 불면 또는 공격적인 태도를 치료하기 위하여 사용한 약이 오히려 정신 혼미를 악화시킬 수도 있으며 심각한 부작용이 생길 수도 있고 효과가 없는 경우도 있다.

중요한 것은 균형을 맞추는 것이다. 치매환자 가족은 항정신병 약물 사용을 겁낼 필요는 없지만 약물이 과다복용이 되지 않도록 주의해야 하며, 특히 요양시설에 수용된 환자의 경우는 더욱 주의해야 한다. 가능하면 치매를 치료할 때 행동조절을 먼저 시도해 보는 것이 바람직하다. 일부 의사는 한 종류의 약물이 부작용은 없는지 또는 처음 처방을 하게 된 원인인 증상이 없어졌는지 알아보기 위해 주기적으로 약물 사용을 중단하는 '약물 휴일'을 추천하기도 한다.

알츠하이머병은 유전인가 알츠하이머병이 가족성 질환이라고 할 만큼 일부에서 가족적으로 발생하기도 하지만 환자의 가족, 형제 또는 다른 친척에게는 결코 생기지 않는 경우도 있으므로 유전성 질환이라고는 할 수 없다. 학자들 사이에 공통적인 견해는 부모 중 한 사람이 알츠하이머병 환자였고, 특히 40대부터 60대 사이의 젊은 나이에 발병하였다면 이 병에 걸릴 확률이 약간 더 높다는 것이다. 그러나 이 병에 대한 유전적 위험 요소를 갖고 있다 하더라도 발병하지 않을 수 있다. 또한 예방이나 치료 또는 완치에 이르는 수많은 연구가 현재 진행되고 있다는 점이 희망적이다.

증상이 경미할 때

의사들은 노인에게서 나타나는 가벼운 기억장애나 인지기능 감퇴를 새로운 용어인 '경도인지장애'라 부른다. 경도인지장애는 알츠하이머병이나 다른 치매의 초기 증상일 수 있다. 경도인지장애가 진행되지 않고 '노인성건망증' 상태로 지속되기도 한다. 경도인지장애를 일찍 진단하여 치료하면 기억이 호전되거나 알츠하이머병으로 나아가는 것을 막을 수 있는 지에 대한 활발한 연구가 진행되고 있다.

알츠하이머병은 예방할 수 있는가 학자들은 이 분야에 가장 큰 기대를 걸고 있지만 아직까지 알츠하이머병을 예방할 수 있는 방법은 없다. 그러므로 조기 발견이 치료의 가능성을 높일 수 있다. 알츠하이머병은 그 증상이 나타나기 수년 전부터 진행되어 왔을 가능성이 높다. 많은 학자가 발병을 막거나 진행을 지연할 수 있는 치료법이나 생활방식의 변화를 발견하기 위하여 연구하고 있다.

일부 학자는 항산화비타민인 비타민 E, 콜레스테롤저하제 또는 소염제를 장기간 복용하는 것이 예방적인 효과가 있다고 주장하고 있고, 최근에 더욱 활발한 연구가 진행되고 있다. 만약, 당신이 새로운 약물이나 비타민을 복용하고자 한다면 먹기 전에 먼저 의사와 상의하는 것이 좋다.

뇌졸중이 치매의 중요한 원인이 되므로 운동, 저지방 식사, 콜레스테롤 수치 감소를 통하여 건강한 심혈관 상태를 유지하는 것이 혈관성 치매 예방에 도움이 된다. 일부에서는 이런 생활습관이 알츠하이머병 예방에도 도움이 된다는 주장을 하기도 한다. 마지막으로, 지적인 활동을 왕성하게 지속적으로 유지하는 것이 알츠하이머병을 완전히 예방할 수는 없지만 발병을 지연시킬 수 있을 것으로 학자들은 믿고 있다.

초기 알츠하이머병과 조기 발병 알츠하이머병

조기 발병 알츠하이머병은 65세 이전에 치매가 발병한 경우에 사용하는 용어며, 초기 알츠하이머병은 연령을 막론하고 질환의 초기인 경우를 말한다. 단계 구분은 주관적이지만 이 단계에서 환자는 자신의 생각이나 희망, 관심 등을 표현할 수 있으며, 타인의 도움이 많이 필요하지 않다. 기억장애를 비롯해 다른 문제가 있기는 하지만 일상생활을 유지할 수 있다.

알츠하이머병이나 다른 치매환자가 어떻게 연구에 참여하는가

많은 치매환자와 가족이 현재 병을 앓고 있는 환자나 앞으로 환자가 될 사람을 돕기 위하여 연구에 참여하고 있다. 환자 가족이 대학 알츠하이머병 연구소의 활동에 참여할 때에는 연구 참가에 대한 부담을 주지 말아야 하며, 연구 참여에 대한 동의서는 이해하기 쉽게 작성해야 한다.

대학 연구소에서 진행 중인 연구에 대하여 알고 싶은 사람은 부록에 수록된 인터넷 사이트를 참고하거나 비영리 단체로서 연구기관과 연결되는 지역의 알츠하이머병협회에 연락하면 된다.

병의 마지막 단계에는 어떻게 되는가 알츠하이머병은 환자 스스로 자신의 신체를 관리할 수 있는 능력이 서서히 감퇴된다. 이 병은 결국 환자의 뇌에 엄청난 손상을 줌으로써 신체적인 변화를 일으켜 음식을 삼키지 못하거나 걷지 못하거나 일상적인 활동의 대부분을 할 수 없게 만든다. 알츠하이머병은 이렇게 한 개인의 삶을 파괴한다. 사망신고서에는 직접 사인으로 심장마비, 뇌졸중, 폐렴 등을 쓰고 간접 사인으로 알츠하이머병을 적어 넣는다. 일반적으로 알츠하이머병 환자의 대부분이 결국 사망하지만 치매 자체로 죽는 것은 아니다.

환자와 그 가족이 이런 힘든 상황에 대비하여 의료진에게 자신의 의견을 미리 알리고 환자의 인격과 뜻이 존중받을 수 있도록 하는 것이 중요하다. 생명 연장 기구 사용, 고무관을 통한 영양 공급, 응급소생술의 시행과 같이 환자의 사망을 둘러싼 논쟁이 계속되고 있는 가운데 호스피스운동은 생의 마지막 순간까지 통증 때문에 고통받는 사람이 없어야 한다는 개념을 정립하는 데 기여하였다. 다음 장에서는 환자가 매우 악화된 순간이나 최후까지 치료를 계속하는 것에 대한 의견을 다룰 것이다.

결 론

치매 연구는 매우 빠르게 발전하고 있으므로 머지않아 보다 효과적으로 치매를 예방하고 치료하는 것이 가능해질 것이다. 그러므로 시대 변화를 따라가고 새로운 의학 정보를 얻기 위하여 지속적인 관심을 가지고 지역 또는 전국 알츠하이머병협회 간행물을 살펴보아야 하며, 정확한 정보를 제공하고, 상업적인 의도를 갖지 않은 인터넷 사이트를 자주 방문해야 한다. 또한 치매에 관한 새로운 정보를 제공하는 소식지, 워크숍 또는 회의 일정 등을 알아볼 수 있는 대학과도 관계를 맺는 것이 좋다.

치매 연구에 많은 발전이 기대된다는 것은 물론 기뻐해야 할 일이지만 치매환자의 가족은 획기적인 뉴스에 대해서 일단 경계할 필요가 있다. 의학은 가끔 두 걸음 진보했다가 한 걸음 후퇴하는 경우가 있다. 치매 치료에 대해 믿기지 않을 정도로 대단한 성공을 거눈 기사가 있다면 사실이 아닐 가능성이 있다. 친구가 당신에게 획기적인 약초에 대한 인터넷 기사나 참고문헌을 주었다면 제조자가 그 연구를 지원하였거나 연구가 과학적으로 신빙성을 지니지 못할 가능성이 무척 높다. 그러나 때로는 획기적인 것이 예기치 않게 발견되는 경우도 있다. 어떤 경우든 치매환자의 가족은 객관적이고 건전한 비평을 할 수 있어야 하며, 치매의 예방과 치료에 획기적인 성공 가능성이 생겼을 때 이를 알고 있어야 한다.

가장 좋은 친구되기

- 치매는 진단이 아니라 다양한 원인에 의한 증상이다. 전문적이고 자세한 의사의 진찰을 받아야 하며 의사에게 확실하고 개별적인 진단을 들을 때까지 기다려야 한다.
- 워크숍이나 학술회의에 적극적으로 참여하고 신문기사나 웹사이트를 방문하여 최신 정보를 얻어야 한다.
- 완치에 대한 보고나 사실로 믿기 어려운 이야기는 실제로 사실이 아닌 경우가 많으므로 조심해야 한다.
- 현재 인지기능이나 기억력을 호전시키기 위해 사용하는 약물에 대하여 의사에게 직접 물어본다.

03

지금 당장 할 일은 무엇인가

–진단을 받아들이고 이해하기

알츠하이머병이나 비슷한 종류의 다른 치매는 갑자기 발병하지 않는다. 환자나 가족은 이상이 의심되면 신문이나 잡지 기사 또는 제약회사의 광고물을 읽는다. 때로 성인이 된 자녀나 배우자가 환자를 의사에게 강제로 데려가기도 한다. 그러나 일단 진단이 내려지면 누구나 놀라기는 마찬가지다.

지금 당장 무엇을 해야 하는가? 바로 지금이 미래를 위하여 중요한 계획을 세우고 환자에게 도움이 되는 기관을 찾아보고 법적인 문제나 금전적인 문제를 차례로 해결해 나가야 할 때다. 또한 자신이 치매에 대하여 배워야 하며, 환자의 능력에 맞는 기대 수준을 가져야 하고, 병이 당신과 환자 또는 가족 전체의 관계에 어떤 변화를 주게 될지에 대하여 생각해 보아야 하고 간호에 대한 구체적인 계획을 세워야 한다. 간호와 관련된 윤리적인 측면은 알츠하이머병 환자의 권리(62쪽)에 나와 있다. 이것은 환자가 스스로 선택하고 계획을 세우는 데에 도움을 준다.

진단 때문에 당신은 큰 부담을 느끼게 되고 환자에게 진단 결과에 대하여 어떻게 말해야 할지, 처리해야 할 문제들을 어떻게 해결해야 할지 그리고 당신의 재정상태에 어떤 영향을 미칠지에 대하여 걱정하게 될 것이다. 앞으로 이런 문제를 처리하는 방법에 대하여 알아볼 것이다. 이 문제들이 모두 당신이 해야 할 일이다.

알츠하이머병 환자의 권리

모든 알츠하이머병 환자에게 다음과 같이 해 주어야 한다.

- 환자는 자기에게 내려진 진단을 알 권리가 있다.
- 환자는 적절한 최신 치료를 받을 권리가 있다.
- 가능한 순간까지 직장에서 생산적으로 일하고 즐길 수 있도록 해야 한다.
- 환자를 어린애 취급 하지 말고 성인으로 대접해야 한다.
- 환자의 감정표현을 심각하게 받아 주어야 한다.
- 가능한 한 항정신병 약물을 사용하지 말아야 한다.
- 환자는 안전하고 효율적인 구조를 가진, 익숙한 환경에서 살아야 한다.
- 매일 좋아하는 활동을 하게 해 주어야 한다.
- 환자는 규칙적으로 외출을 할 수 있어야 한다.
- 환자에게는 가볍게 안아 주거나 손을 잡아 주는 것 같은 신체접촉이 필요하다.
- 환자의 과거나 종교적 · 문화적 배경을 잘 아는 사람과 함께 있어야 한다.
- 훈련이 잘된 사람의 간호를 받아야 한다.

환자의 상태를 공개해야 한다 많은 의사가 가족이나 친구가 반대해도 윤리적으로 환자에게 병의 상태나 진단 결과를 말해야 한다고 생각한다. 환자 가족은 환자가 자신의 상태를 알고 나서 절망하거나 우울증이 생기거나 심지어는 자살을 할지도 모른다는 더 나쁜 상황에 대한 염려 때문에 의사의 생각에 반대한다. 다행히 진단 결과를 밝힘으로써 우려되는 대부분의 걱정은 거의 현실성이 없어진다. 실제로 환자는 자신이 들은 내용의 세부적인 사실은 기억하지 못한다.

치매가 심하지 않다면 진단 결과를 솔직하게 말해 줌으로써 환자는 자신의 의견이나 계획을 말할 수 있게 된다. 환자는 가끔 뭔가를 잘못 알고 있기도 하고 잘못된 답을 얻기도 한다. 환자의 상태를 숨기면 가족은 이용할 수 있는 서비스를 활용할 수 없게 되며 매일 해야 하는 간호에 대하여 환자, 친구 그리고 가족에게조차 말하지 못하게 된다. 질병을 공개함으로써 당신은 불행이 행복으로 바뀌는 것을 보고 놀랄 것이다. 가족은 기대 이상으로 많은 정보를 얻을 것이다.

거부감을 처리하는 법 환자 가족은 진단 결과를 듣고 나면 바로 그것을 부정하게 된다. 예를 들어, 아내가 알츠하이머병으로 진단받은 남편은 아내의 기분을 상하게 할까 봐 치매라고 부르지 않고 '마음의 집행자'라고 불렀다. 환자의 상태를 부정하고 싶은 마음은 단기적으로 환자와 가족이 진단으로 인한 충격을 진정시키는 데 도움을 주지만 장기적으로 보면 이런 감정은 해로울 뿐이다. 진단 결과를 부정하고 싶은 마음이 지나치게 강하고 오래 지속되면 가족이나 친구에게서 멀어져 외톨이가 되고, 쉽게 이용할 수 있는 각종 서비스를 제대로 활용하지 못한다. 이렇게 되면 잘못된 결정을 내리기 쉽다.

누군가가 진단 결과를 거부하거나 부정할 때 가장 좋은 처방은 시간과 인내심을 가지고 기다리는 것이다. 정면으로 부딪히거나 논쟁을 벌이거나 또는 납득시키려 하는 노력은 도움이 되지 않는다. 이런 생각을 가진 사람에게 치매에 관한 정보를 정기적으로 제공하는 것이 도움이 된다. 워크숍, 학술회의 또는 환자가족모임 등에 참여하는 것도 좋은 방법이다.

환자가족모임은 이런 거부반응을 없애고 정보를 나누며 계획을 세우는 데 많은 도움이 된다. 지역 알츠하이머협회에서 일하는 사람이나 사회사업가, 상담자, 변호사 또는 주간보호센터 직원이 가족모임에 참여할 수 있다면 더욱 좋다. 경험이 많은 사람이라면 함께 앉아서 앞으로 일어날 모든 문제에 대하여 설명하고, 가족 모두를 격려해 줄 것이다. 가족모임은 미래에 대한 훌륭한 계획을 세우고 간호에 따른 부담을 서로 나눔으로써 가족관계를 잘 유지할 수 있게 해 준다.

당신 가족이 처한 상황을 다른 사람에게 공개하라 '우리는 서로를 필요로 한다.'는 시인 존 대넌의 말을 기억해야 한다. 자신을 고립시키는 사람은 더 어려운 상황에 빠진다. 가족과 친구도 결국에는 뭔가 잘못되었다는 것을 알게 될 것이므로 당신이 지금 처한 상황을 공개해야 한다. 알츠하이머병이라는 낙인은 금방 사라진다는 것을 알고 나면 마음이 편해질 것이다. 처음 환자가족모임에 참여한 가족은 아는 사람이나 이웃을 만나고 놀라기도 한다. 병과 가정간호에 대한 가족의 목표를 공개하면 친구와 이웃의 도움을 얻을 수 있고 지지기반을 확대해 나갈 수 있다.

순서를 정해서 법적인 문제와 경제적인 문제에 대한 결정을 내려라 알츠하이머병에 걸리게 되면 점차 중요한 법적인 문제나 금전적인 문제에 대한 결정을 내릴 수 없게 된다. 가장 중요하게 결정해야 할 세 가지 법적인 문제는 다음과 같다.

첫째, 유언과 위임에 관한 문서를 작성한다.

둘째, 가능할 때 경제권에 대한 위임장을 작성하여 환자가 직접 서명해야 한다. 직계가족도 아프거나 어쩌지 못하는 상황이 올 수 있으므로 신뢰할 만한 사람에게 위임장을 맡겨야 한다.

셋째, 모든 환자는 자신의 뜻대로 결정하고 미래에 대한 계획을 세울 수 있어야 한다. 가족이나 환자 자신의 병이 악화되어 아무것도 할 수 없는 상황이 오면 친구나 다른 가족이 무엇을 어떻게 해야 할지 결정해야 한다. 너무 늦지 않았다면 환자 자신이 이런 문서를 작성할 수 있다.

알츠하이머병으로 진단받고 나서 당신이 처한 상황에 대하여 법적인 조언을 얻어야 한다. 처음에 간단하고 경비가 많이 들지 않는 일을 처리해 놓으면 나중에 많은 경비를 절약할 수 있다. 명망 있는 고참 변호사나 지역의 사회사업에 참여하는 사람에게 도움을 구하라. 법적인 도움을 받지 못하면 관할 노인담당 직원이나 비영리단체인 알츠하이머병협회에서 도움을 구하라.

환자가 자신의 돈을 직접 관리하는 경우 매우 조심해야 한다. 치매 때문에 판단력이 흐려지고, 금전관리를 매우 잘했던 사람도 비양심적인 영업사원이나 심지어는 가족에 의해 경제적인 손해를 볼 수 있다. 환자가 금전적인 판단력이 떨어지면서도 도움을 청하거나 타인에게 맡기는 것을 거부한다면 가족은 법정에서 해결해야 한다. 이는 경제권에 대한 위임장을 작성함으로써 해결할 수 있다. 정신을 차려야 한다. 노인을 상대로 하는 금전적인 사기문제가 점차 많아지고 있기 때문이다.

의료비에 대한 금전적인 계획을 세워라 가족이 직면하게 되는 중요한 문제 중의 하나가 간호와 장기요양에 대한 비용의 증가다. 한 달에 약값이 15만 원 이상 들기도 한다. 요양시설 입주는 1년에 5000만 원 정도가 든다. 이런 비용은 가족의 경제상태를 위험에 빠뜨리고, 자식이나 손자들을 위하여 남기려고 했던 돈까지 다 써버리게 된다.

일반적으로 성인주간보호센터 이용료, 가정간호, 약값, 요양시설 입주 그리고 수시로 들어가는 비용, 가족이 간호를 위하여 직장을 그만둠으로써 떠안게 되는 경제적인 부담이 포함된다. 한 가정에 알츠하이머병이나 다른 비슷한 치매환자가 있으면 2억 원 정도의 경비가 든다고 한다.

만일, 이런 큰돈이 없다면 환자는 불충분한 간호를 받게 된다. 많은 성인주간보호센터는 단계적인 요금이나 적정한 수준의 일일 이용료를 받는다. 당신이나 배우자는 의료보험이나 보훈가족에게 주어지는 혜택을 이용할 수 있다. 관할 노인담당 직원이나 알츠하이머병협회에서 이용할 수 있는 시설을 알선해 줄 것이다.

장기의료보험은 가정간호서비스, 주간보호센터 그리고 요양시설 입주에 대한 비용을 보장한다. 그렇지만 이미 치매의 징후를 보이는 환자는 의학적 검사를 통과할 수 없기 때문에 그런 보험을 들 수 없다.

간호하는 사람 스스로에 대한 평가와 거주하는 지역에 대한 현실적인 분석이 필요하다 치매환자의 간호에 따른 의무감을 고려하기 전에 자신의 건강, 간호에 대한 태도, 경제력 그리고 능력 등에 대하여 먼저 생각해 보아야 한다. 그 임무에 적절한가? 당신의 대답이 '아니다'라고 해서 부끄러워할 필요는 없다. 실제로 이것을 깨닫게 되면 좀 더 적절한 간호환경을 만들 수 있으므로 더 많은 서비스를 이용할 수 있게 된다.

당신이 거주하는 지역의 노인이나 치매환자에 대한 의료서비스가 좋은지 나쁜지를 알아보아야 한다. 교통이 불편한 시골에 사는가? 근처에 성인주간보호센터가 있는가? 환자가족모임이 결성되어 있는가? 만일, 이런 종류의 서비스가 없다면 이사를 할 수도 있다(시간을 가지고 결정해야 한다. 가능하면 진단을 받은 직후 환경을 갑자기 바꾸지 말아야 한다). 살고 있는 지역에서 혜택을 받을 수 있다면 좋고, 그렇지 않으면 변화를 시도하고 알츠하이머병에 대해 자신과 친구 그리고 이웃을 도울 수 있는 서비스를 조직해야 한다.

당신이 사는 지역에 그런 곳이 있다면 당장 이용하라. 가족은 환자를 위하여 자신이 더 이상 좋은 간호를 할 수 없을 때까지 기다리는 경우가 있다. 그리고 나서 서비스를 받고자 하면 대기자가 많아 부담을 느끼며 어려운 결정을 내려야 하는 상황을 맞기도 한다. 그러므로 가능할 때 미리 계획을 세우는 것이 중요하다.

치매환자에 대하여 객관적으로 분석하라 간병인으로서 당신은 환자에 대하여 너무 높지도 낮지도 않은, 환자에게 적절한 수준으로 기대를 조절해야 한다. 당신이 환자의 수준을 너무 높게 잡으면(예를 들어, '당신은 조금만 노력하면 고지서 납부 같은 것은 할 수 있어.', '당신은 간단한 일은 스스로 처리할 수 있으니 도와주면 안 돼.') 환자에게 실패와 좌절감을 주게 된다. 또한 안전에도 문제가 생긴다. 가족이 기대 수준을 너무 높이 세우고 환자를 혼자 두면 불이 나거나 목욕탕 물이 넘치는 사고가 생길 수 있다.

당신이 환자의 수준을 너무 낮게 잡으면(예를 들어, '당신은 아무것도 할 수 없으니 가만히 있어.') 환자는 점점 심심해지고 생활에서 단절되며, 할 수 없는 것이 더 많아지게 된다. 그러므로 잘 지도하고 격려하면 치매환자는 집안일이나 개 빗질하기, 서랍정리, 음식 맛보기, 그림 그리기 또는 기타 일상생활을 도울 수 있다.

당신은 스스로 자문해야 한다. 환자의 시력, 청력, 운동 능력 같은 전반적인 건강상태는 어떤가? 치매는 얼마나 진행하였는가? 환자의 기억력은 얼마나 나빠졌는가? 환자가 말을 이해하거나 지시하는 내용을 이해하는 능력은 어떤가? 환자의 상태가 나빠지는 것을 바라보기 어려울수록 환자가 아직도 할 수 있는 능력을 생각해야 한다.

환자가 아직 할 수 있는 일 찾아보기

다른 사람과 친하게 지내고 행복해하는가?
친절하고 사려 깊고 열정적인가?
애정을 주고받는가?
음악을 좋아하는가?
재미있게 지내며 다른 사람과 농담을 즐기는가?
아이들과 잘 지내는가?
다른 사람을 위해 뭔가를 하려고 하는가?
활기차게 열심히 하는가?
독창적인가?
종교적이거나 감성적인가?

이 질문에 대하여 '예'라고 대답할 수 있으며, 아직 남아 있는 어떤 능력을 찾았다면, 환자가 다음과 같은 활동을 하도록 한다.

- 직장에 다닐 때나 어린 시절 또는 지난 일을 떠올리며 이야기하기
- 야외활동으로 시간을 보내고 산보하기
- 정원이나 화단 손질 또는 간단한 집안일하기
- 오래 전에 배운 기술을 다른 사람에게 가르치기
- 아이들이나 애완동물과 시간 보내기
- 가족과 신체적 접촉(가벼운 포옹이나 손잡기) 많이 하기
- 신문 또는 잡지 읽기
- 환자가 가장 좋아하거나 소중하게 생각하는 것에 대하여 이야기하기
- 아침식사나 커피 준비하기
- 예배나 찬송에 참여하기

가족관계를 유지하거나 향상시키기 위한 일 알츠하이머병이 가족관계에 영향을 주지 않는 경우는 거의 없다. 병은 가족을 더 가깝게 하기도 하고 멀어지게 하기도 한다. 가족은 서로 자신의 생각을 이야기해야 하고 앞으로 서로에게 원하는 것이 무엇인지 스스로에게 물어야 한다.

흔히 발생하는 문제는 간호가 가족 중 한 사람에게 편중되거나 가족 간의 갈등이 해결되지 않거나 자식들 간의 경쟁이나 금전이나 경제권 사용에 갈등이 생기거나 의견 차이가 있거나 또는 간호에 대한 실망 등이다. 그러므로 환자가족모임에 참여하고 가족상담을 받으며, 가족 사이의 갈등을 막을 수 있도록 미래에 대한 세심한 계획을 세워야 한다.

환자를 계속 사회의 일원으로 남게 해 주기 밖에서 아침식사하기, 공원에서 하는 음악회 참여하기, 드라이브하기, 예배 참여하기 그리고 다른 야외활동을 계속하는 것 등이 삶의 많은 부분을 차지하므로 가능하면 이런 활동이 당신의 일상생활이 되게 만든다. 이런 활동은 환자나 가족 모두에게 도움이 되며, 환자가 좋아하는 것을 선택하면 더 좋다.

이런 일이 가능해지려면 당신이 좀 더 독창적일 필요가 있다. 환자가 참여하기에 너무 복잡한 정기 예배보다는 비정기적인 짧은 예배에 참여하라. 식당이 바쁜 오전 7시부터 9시 사이에 가는 대신 10시쯤 나가면 훨씬 스트레스가 적다. 주방장에게 미리 환자의 병을 알려 준다면 사람들은 따뜻한 미소로 맞아 주고 필요에 따라 다른 서비스도 받을 수 있다.

귀가보장 프로그램

치매환자가 집밖으로 나가거나 가게에 가는 길에 환자는 '약속에 늦었다.'는 생각이 들어서 놀라거나 특별한 이유 없이 당황하는 경우가 있다.

미국 알츠하이머병협회의 귀가보장 프로그램은 신분확인용 팔찌나 목걸이, 옷에 다는 이름표, 기타 소품을 제공하므로 길을 잃을 가능성이 있는 환자에게 유용하다. 이 프로그램은 24시간 가동되므로 집을 찾지 못하거나 길에서 헤매는 환자를 발견하였을 때 환자가 지닌 이름표를 이용하여 귀가시킬 수 있다. 귀가보장 프로그램 등록을 위해서는 환자의 사진이 필요하며, 필요에 따라 지역 사무실에 팩스로 사진을 보내도 된다.

가족을 위한 비슷한 프로그램도 있다. 간호를 맡은 가족이 아프거나 간호를 할 수 없는 상황이 닥쳤을 때 지역 사무실에 간호 업무의 중요성을 알려야 한다. 미국 알츠하이머병협회의 귀가보장 프로그램의 홈페이지는 http://www.alz.org/caregiver/programs/safereturn.htm.이다(참고로 국내에서는 이와 유사한 프로그램으로 한국치매가족협회에서 운영하는 '배회구조프로그램'이 있다).

주변 환경을 단순하고 안전하게 하라 집 안을 단순하게 하면 가족의 일상이 훨씬 쉬워진다. 환자가 무엇을 입어야 할지 잘 모르는데 옷을 고르기 위해 옷장 문을 활짝 열게 해선 안 된다. 환자의 걸음이 불안정하다면 가구, 깔개, 걸릴 수 있는 물체를 치우고,

넘어지지 않게 잡고 일어설 수 있는 지지대를 목욕탕에 설치해야 한다. 또한 환자가 기거하는 방에 조명을 밝게 하는 것이 중요한데, 특히 노인은 치매 이외에 시력에도 문제가 있기 때문이다.

자물쇠, 울타리, 불 접근 가능성, 물의 온도 그리고 독극물 접근 가능성도 확인해야 한다. 잃어버릴 경우를 대비해서 여분의 열쇠를 만들어 놓는 것이 좋으며, 믿을 만한 친구나 가족에게 열쇠를 맡기는 것도 좋다.

결 론

치매 진단을 받은 후 가장 중요한 것이 상황을 받아들이는 것인데, 이는 가장 어려운 일이기도 하다. 받아들인다는 것은 환자의 감정이나 기분을 이해하고 환자의 상태에 대해 완벽하게 이해하는 것을 의미한다. 가족이 질병을 받아들여야 환자의 진정한 친구가 될 수 있다.

장 · 단기계획을 세우는 것도 중요한 과정이다. 아내의 치매가 진행하는 것을 남편이 막을 수는 없지만 법적인 문제와 금전적인 문제에 대한 계획을 세울 수는 있다. 어머니의 탁월한 언어 능력을 아들이 되찾아 줄 수는 없지만 어머니를 위하여 좋은 음악 프로그램이 운영되는 주간보호시설을 찾아 줄 수는 있다. 남편의 불안감을 아내가 없앨 수는 없지만 자신의 걱정을 해결해 주고 환자가 가진 문제를 잘 처리하도록 도와주는 환자가족모임에 갈 수는 있다.

당신은 진정 기로에 서 있다. 당신이 홀로 가는 길을 택할 수도 있고 당신 자신, 친구, 가족 그리고 환자에게 도움이 되는 길을 선택할 수도 있다.

가장 좋은 친구되기

- 병을 숨기지 마라. 환자와 가족, 친구에게 공개하라.
- 환자가 서류를 이해할 수 있고 서명할 수 있다면 당장 순서를 정해서 금전적인 문제와 법적인 문제에 대한 계획을 세워라.
- 주 간병인으로서 당신의 능력을 평가하라. 누가 당신을 도와줄 수 있는가?
- 한꺼번에 하려고 히지 말고 한 번에 힌 가지씩 하루에 할 수 있는 일을 하라.

제2부

가장 좋은 친구가 하는 간호

04 새로운 출발: 우정의 힘
05 추억 만들기: 한 자의 삶을 축복하기
06 치매간호의 요령: 치매간호의 기본 원칙

04

새로운 출발

-우정의 힘

알츠하이머병은 우리 모두에게 영향을 미친다. 어머니나 아버지, 언니, 오빠, 남편 또는 아내는 기억장애와 정신 혼미 때문에 당신이 누구인지, 자신과 어떤 관계인지 더 이상 인식하지 못한다. 그리고 가족은 상실감 때문에 당황하고 절망하며 슬퍼하고 분노마저 느끼게 된다. 당신의 가장 가까운 친구이자 가장 강력한 후원자였던 어머니는 더 이상 당신을 알아보지 못한다. 수십 년 동안 공과금을 내고 세금정산을 맡아 하고, 하루 세 번씩 식사 준비를 하던 아내는 이제 더 이상 이런 일을 할 수 없다. 좋든 싫든 환자와 당신의 관계는 변할 수밖에 없다. 가장 좋은 친구처럼 환자에게 접근하면 이런 고통과 상실감이 적어지고 환자에게도 좋은 영향을 준다. 생각을 달리하고 역할을 좀 바꿔 본다면 단순한 간병인이 아니라 환자에게 가장 좋은 친구가 될 수 있고, 환자는 당신이 자신의 동지임을 느끼게 된다. 우정이 담긴 간호는 환자에게 사회규범이나 지켜야 할 도리를 생각나게 도와주어 환자의 행동을 좋아지게 한다.

가장 좋은 친구처럼 하는 간호방식을 선택한 가족에 의해서 미국에서 가장 훌륭한 성인주간요양 프로그램 중 하나인 켄터키/남부인디애나 알츠하이머협회 소속 주간 도우미 프로그램이 탄생하였다. 주간 도우미 프로그램에 속해 있는 대부분의 치매환자는 가족이 더 이상 가정간호가 불가능하다고 판단한 사람들이다. 그러나 주간 도우미 프로그램에서는 간호사와 자원봉사자들이 가장 좋은 친구처럼 환자를 대하기 때문에 환자들이 적응할 수 있었다. 가정에서도 가장 좋은 친구처럼 환자를 간호한다면 같은 결과를 얻을 수 있다.

절망상태에 머물러 있기보다는 고통을 통하여 해결책을 찾고 현상태에서 가장 중요한 것에 초점을 맞춰야 한다. 이렇게 하면 간호라는 지긋지긋한 짐이 보람 있고 만족스러운 일로 변할 것이다. 이 과정에서 절망의 연속은 성공으로 변한다. 환자의 가장 좋은 친구 역할을 맡는다는 것은 환자를 사랑하지 않거나 덜 사랑하라는 것이 아니다. 그것은 단순히 방법을 달리해서 접근하는 것이다.

아버지와 관계가 항상 좋지 않아서 16세에 가출한 적이 있는 아들이 지금은 하루 종일 아버지를 간호하고 있으며, 아버지와 지금처럼 가까웠던 적은 없다고 말했다. 이들은 매일 같이 산책하고 저녁에는 술이나 음료수를 함께 마시며 운동장에서 아이들이 축구하는 모습을 함께 지켜본다. 이들은 이제 두 사람이 서로에게 좋은 친구가 되었음을 안다. 아버지는 옛날 일을 대부분 잊어버렸고 아들과의 관계조차 확신이 없었기 때문에 아들 역시 과거의 상처나 부당함을 지워 버려야만 했다. "과거는 과거일 뿐, 거기에 매달려 사는 게 무슨 의미가 있겠어요?" 라고 아들은 말한다.

다른 사람처럼 이 아들도 평생 좋아하지 않았던 아버지를 간호하리라고는 꿈에도 생각하지 못했다. 그러나 아들은 알츠하이머병 환자인 아버지를 간호하면서 관계가 좋아졌을 뿐 아니라 자신의 마음속에 남아 있던 상처까지 치료한 것이다.

가장 좋은 친구처럼 간호하는 방식은 단순히 자기희생을 의미하는 것이 아니다. 환자와의 관계를 재정립한 가족은 좀 더 자연스럽고 우호적인 간호방법을 배우게 되고 문제가 일어나기 전에 미리 막을 수 있으며, 환자와 새로운 관계를 맺음으로써 간병인에게 생기는 스트레스와 긴장을 만족감으로 바꿀 수 있다. 이 방법이 성공을 거두기 위하여 필요한 몇 가지 중요한 사항을 살펴보면 다음과 같다.

가장 좋은 친구란 무엇인가

□ 친구는 서로의 성격과 과거를 안다

- 가장 좋은 친구는 환자의 기억력이 되어 준다.
- 가장 좋은 친구는 환자의 습관을 잘 안다.
- 가장 좋은 친구는 환자의 성격, 기분, 문제해결 방식을 존중한다.

□ 친구는 모든 일을 함께한다

- 가장 좋은 친구는 환자와 함께하는 활동을 즐긴다.
- 가장 좋은 친구는 활동이나 집안일을 항상 환자와 함께한다.
- 가장 좋은 친구는 활동의 시작을 맡는다.

- 가장 좋은 친구는 환자가 가진 재능과 관심이 현재 활동에 발휘될 수 있게 돕는다.
- 가장 좋은 친구는 생활 속의 사소한 일에서 환자가 기뻐할 수 있도록 격려한다.
- 가장 좋은 친구는 축하해야 할 특별한 사건을 기억한다.

□ 친구의 대화 방법
- 가장 좋은 친구는 환자의 이야기를 잘 들어준다.
- 가장 좋은 친구는 대화의 공백을 잘 채울 줄 안다.
- 가장 좋은 친구는 환자가 쉽게 대답할 수 있는 질문을 한다.
- 가장 좋은 친구는 비언어적 표현의 중요성을 안다.
- 가장 좋은 친구는 환자가 대화에 참여하도록 자연스럽게 격려한다.

□ 친구는 자존심을 세워 준다
- 가장 좋은 친구는 자주 칭찬을 한다.
- 가장 좋은 친구는 조심스럽게 충고나 생각을 묻는다.
- 가장 좋은 친구는 항상 격려를 아끼지 않는다.
- 가장 좋은 친구는 축하를 아끼지 않는다.

□ 친구는 늘 함께 웃는다
- 가장 좋은 친구는 농담과 재미있는 이야기를 잘한다.
- 가장 좋은 친구는 농담을 자연스럽게 이용할 줄 안다.
- 가장 좋은 친구는 자주 자신을 우스꽝스럽게 만드는 농담을 한다.

□ 친구는 동등하다
- 가장 좋은 친구는 환자를 무시하지 않는다.
- 가장 좋은 친구는 환자가 체면을 유지하도록 돕는다.
- 가장 좋은 친구는 감독관처럼 행동하지 않는다.

• 가장 좋은 친구는 서로 배운다는 것을 안다.

□ 친구는 우정 안에서 움직인다

• 가장 좋은 친구는 너무 예민하게 굴지 않는다.
• 가장 좋은 친구는 대부분의 일을 자신이 한다.
• 가장 좋은 친구는 신뢰할 수 있는 관계를 형성한다.
• 가장 좋은 친구는 자주 애정을 표현한다.

친구는 서로의 성격과 과거를 안다

일반적으로 사람들은 같은 고등학교나 대학을 다녔다든가, 월요일 저녁에 하는 축구경기를 좋아한다든가 하는 공통점이 있어서 친구가 된다. 우정이 깊어지면서 형제는 몇인지, 생일은 언제인지, 고향은 어디인지, 생활이나 종교적인 특징은 무엇인지, 취미나 특별히 자랑할 만한 일은 무엇인지 등을 알게 된다. 우리는 친구를 잘 안다고 생각하지만 때로는 현대음악 애호가인 줄 알았던 친구가 갑자기 오페라에 열광하는 경우처럼 놀랄 때도 있다.

친구는 또 상대방의 기분이나 성격에 대해 매우 잘 안다. 또한 친구는 언제 또는 어떤 장소에서 상대방을 건드리면 안 되는지 잘 알고 있다. 친구는 상대방의 문제해결 방식을 잘 알아서 충고가 필요할 때와 그렇지 않을 때를 구분할 줄 안다.

가장 좋은 친구는 환자의 기억력이 되어 준다 가장 좋은 친구는 환자가 과거에 이룬 일을 기억해 낼 수 있도록 실마리나 힌트를 주기 위해 필요한 모든 것을 동원한다. 환자가 치매 초기라면 환자와 함께 환자 일대기를 만들어 본다. 당신이 환자의 부모나 형제에 관하여 잘 알고 있다고 생각해도 환자의 경험에서 나온 의견을 듣고 놀라는 경우도 있을 것이다.

> 메리 에디스 엥글과 시간을 보낼 때, 친구나 가족은 남다른 인생과 뛰어난 경력의 소유자인 환자가 과거를 떠올리며 미소 짓게 만드는 법을 잘 안다. 제2차 세계대전 동안 그녀는 탁월한 활약을 한 여성 공군으로 알려져 있다. "그렇게 큰 B-29폭탄을 싣고 날아가기에는 당신은 너무 작아. 농담이겠지? 당신이 정말 그 비행기를 몰았어?" 친구들이 이렇게 물으면 "네, 정말 내가 비행했어요."라고 메리 에디스는 대답한다.

메리 에디스는 켄터키의 비행 부문 명예의 전당에 이름이 올랐다. 젊은 여성 자원봉사자들은 주간보호센터에서 한때 명성을 날렸던 그녀와 이야기를 하면서 경의를 표하곤 한다.

가장 좋은 친구는 환자의 습관을 잘 안다 질환의 말기에도 가끔 환자가 자신의 가치관이나 습관을 고수하는 경우가 있다. 예를 들어, 종교적인 습관이나 믿음은 마음속 깊이 자리 잡고 있으므로 환자의 믿음이나 종교를 아는 것이 간호에 중요하다. 이런 것을 알면 환자가 왜 그런 일을 하는지 이해하는 데 도움이 된다.

> 리오타 킬케니는 식욕이 좋아서 항상 그녀가 나가는 교회의 주간보호센터에서 제공하는 점심식사를 즐겼다. 어느 날 그녀는 지금은 먹을 수 없다며 식사를 거부하였다. 식사를 하게 하려고 몇 차례 시도하였으나 오히려 환자를 안절부절못하게 만들어서 차라리 점심

> 을 굶게 하기로 하였다. 딸인 앤이 그날 리오타를 교회의 주간보호센터로 데려가기 위하여 운전하는 동안 어머니가 참여하는 주간보호 프로그램이 '교회'에서 주관한다고 말한 게 원인이었다. "어머니는 가톨릭 신자인데 개신교회에 가서 예배를 드린다고 생각했나봐요. 어머니는 습관상 예배를 드리고 한 시간 이내에는 음식을 먹지 않거든요."

이것은 환자가 말로 표현할 수는 없었지만 마음 깊이 자리 잡고 있는 습관이 간호에 미치는 영향을 보여 주는 단적인 예다.

가장 좋은 친구는 환자의 성격, 기분, 문제해결 방식을 존중한다

성격이나 문제해결 방식이 치매 발병과 함께 변하는 경우도 있지만 기본적인 태도와 방식에는 변함이 없다. 예를 들어, 항상 역경을 잘 헤쳐 나갔던 사람은 알츠하이머병에도 이런 융통성을 보인다. 매사를 마음대로 했던 사람이나 높은 자리에 있던 사람은 일반적으로 자신에게 무엇이 필요한지 친절하게 말하는 법이 없다.

> 메리딘 에반스는 항상 친구와 가족에게 자신은 아침형 인간이 아니며 오전이 반쯤 지나야 비로소 기분이 좋아진다고 말했다. 매일 아침 그녀가 주간보호센터에 올 때마다 다정다감한 간호사와 자원봉사자는 '메리딘, 당신은 아침형 인간이 아니잖아요? 힘들죠? 커피 어때요? 다섯 잔은 마셔야겠죠?' 라며 그녀를 맞아 준다.

메리딘의 이상한 버릇을 아는 가장 좋은 친구는 커피를 마시며 천천히 정신이 맑아지는 환자의 습관을 존중하여 결코 아침 일찍부터 진행하는 주간보호센터의 활동에 참여하도록 강요하지 않는다. '커피 5잔' 이라는 짓궂은 농담은 메리딘을 웃게 만든다.

친구는 모든 일을 함께한다

가장 좋은 친구는 환자와 함께하는 활동을 즐긴다 우정은 대개 직장이나 교회 또는 학교에서 시작된다. 사람들은 서로 만나서 공통 관심사를 발견하고 같은 일을 함께하면서 우정을 쌓아 간다. 친구라면 영화보기, 산보, 운동, 여행이나 휴가가기, 자원봉사, 공작, 장보기, 전화로 수다떨기 등 모든 활동을 함께 즐긴다.

이런 활동은 미리 계획된 것도 있지만 대부분이 즉흥적이다. 좋은 친구는 비디오 빌리기, 백화점 같이 가기 같은 단순한 일들이 공들여 계획한 일 못지않게 즐겁다는 것을 안다.

가장 좋은 친구는 활동이나 집안일을 항상 환자와 함께한다 할 수 있는 일이 많지는 않지만 마른 행주로 그릇닦기, 재활용 신문 쌓기 같은 일상적인 일은 치매환자도 할 수 있다. 이런 일에서 가장 중요한 것은 환자가 참여할 수 있게 하고 삶의 일부가 될 수 있도록 격려하는 것이다. 또한 이런 일은 함께 일을 하는 데서 오는 만족감을 통해 환자와 가족을 연결한다.

가하르도 부부는 남편 서지오가 큰 회사에서 이사로 있다 퇴직한 후 10년 동안 집에서 함께 지내다가 알츠하이머병이라는 진단을 받았다. 이들이 과거에 함께 즐겼던 많은 일은 조금씩 불가능해졌다. 그러나 아내인 게르트루드는 좋아하는 채소볶음을 저녁으로 먹기 위해 남편이 채소를 잘게 써는 것 같은 일은 할 수 있다는 것을 알았다.

남편은 저녁식사 준비를 도와주면서 뭔가 할 수 있다는 자신감을 느꼈다. 이런 활동이 성공할 수 있는 이유 중 하나는 목적과 결과(저녁식사를 준비하고 즐기는 것)가 확실하기 때문이다. 환자에게 가장 좋은 친구인 아내 게르트루드는 달콤한 저녁식사를 위해 남편을 칭찬했고, 열심히 도운 남편에게 고마워하였다.

가장 좋은 친구는 활동의 시작을 맡는다 일을 시작하는 능력을 상실했거나 내용을 확실하게 이해하지 못하는 환자에게 무엇이 하고 싶은지 물어보는 것은 실수다. 이것은 '아니요' 라고 대답할 것이 뻔하기 때문이다. 가장 좋은 친구는 뭐가 하고 싶은지 직접 물어보는 대신 "나는 산책을 하고 싶은데 같이 갈래요? 당신에게도 좋은 운동이 될 거예요."라고 말한다.

> 마쓰무라의 아들인 리키는 아버지가 좋아하는 드라이브를 하기에 적당한 시간이라고 생각하고 "아버지, 드라이브하러 가요." 하고 재촉한다. "아버지는 차의 조수석에 타는 걸 좋아하세요. 50년대 음악을 틀어 놓고 지나가는 차나 사람들을 바라보고 이야기하는 걸 좋아하시죠."

아들은 매일 아버지와 많은 시간을 함께 보낸다. 아들이 아버지가 좋아하는 산보하기, 아이처럼 행동하기, 옛날 영화보기, 드라이브하기 같은 일로 하루를 시작하면 그날은 둘 다 좋은 하루를 보낼 수 있게 된다.

가장 좋은 친구는 환자가 가진 재능과 관심을 현재 활동에 발휘할 수 있게 돕는다 과거에 익힌 재능이나 특별한 관심은 알츠하이머병이 진행되어도 멀쩡하게 남아 있는 경우가 있다. 이것이 환자의 특별한 관심사를 알아야 하는 중요한 이유다. 환자가 아직도 관심을 가지고 있을지도 모르므로 조금 도와주거나 거들어 주면 관심을 지속시켜 나갈 수 있다.

> 탭 스티븐은 항상 글이나 시 쓰는 것을 좋아했다. 알츠하이머병이 발병하고도 탭은 글을 쓰고 글쓰기 수업에 참여하였으며, 때로 가르치기도 했다. 탭과 아내 프랭키는 그의 시가 알츠하이머병 소식지와 간행물에 소개되는 것을 자랑스러워하였다.

사람들의 삶이 다양하고 풍족하기 때문에 환자의 예전 재능을 발휘할 수 있는 활동은 무궁무진하다.

가장 좋은 친구는 생활 속의 사소한 일에서 환자가 기뻐할 수 있도록 격려한다 간단한 일이 알츠하이머병 환자에게는 가장 좋은 일이 되기도 한다. 예를 들어, 서점에서 내키는 대로 책을 읽는 것은 환자와 간병인 모두에게 즐거운 일이다. 당신은 머리를 초록색으로 물들인 십 대 소년에 대하여 이야기를 하거나 미술책을 훑어보면서 즐거워할 수도 있고, 두 개의 안락의자가 놓인 아늑한 구석자리를 발견할 수도 있다. 그러나 이런 활동이 모든 상황에 적용될 수 없을지도 모른다. 예를 들어, 환자가 사람이 많은 곳에서 불안해한다면 적절하지 않다. 당신이 확신할 수 없다면 잠깐 동안 들러서 시도해 보거나 서점이 한가할 때 들러 보아라. 당신은 환자를 가장 잘 아는 사람이다. 만일, 환자가 불안해한다면 집에 갈 시간인 것이다.

> 남편 서지오 가하르도와 아내는 간단한 활동에서 기쁨을 느꼈다.

이들은 동네의 중고품 판매점에 자주 간다. 서지오는 여러 나라의 나무 조각품이나 작품을 모으는 취미가 있었고, 아직도 이런 보물을 둘러보고 흥정하는 것을 좋아한다.

침묵 또한 우정의 일부다. 때로 안락의자에 앉아서 함께 세상 돌아가는 것을 바라보거나 친구나 가족이 게임하는 모습이나 텔레비전 보는 모습을 지켜보는 것도 좋다. 환자는 소속감과 다른 사람과 함께 있음으로 말미암아 안도감을 느낀다.

가장 좋은 친구는 축하해야 할 특별한 사건을 기억한다 생일이나 결혼 기념일, 국군의 날 행진 또는 다른 종류의 오랫동안 해온 행사는 환자에게 많은 좋은 추억을 불러일으킨다. 그러므로 특별한 날에는 축하를 해 주고, 생일이나 가족행사에는 화려한 외출을 준비하라.

필과 카렌 즈위크는 결혼생활 10년 만에 혼인서약을 다시 했다. 친구들과 가족에게 둘러싸인 부부는 샴페인과 결혼케이크를 즐기며 오후 내내 행복하게 보냈다. 52세인 필은 다른 사람에게 자신이 알츠하이머병을 앓고 있음을 공개하였고, 그의 아내는 가능한 한 오랫동안 필이 활동적으로 삶을 즐길 수 있도록 돕기로 하였다.

친구의 대화 방법

가장 좋은 친구가 되려면 많은 대화가 필요하다. 전화로든 사무실 정수기 앞에 앉아서든 친구끼리 떠도는 소문을 이야기하고 같은 생각을 하고, 전자메일이나 문자메시지 등을 서로에게 보내고, 비밀을 털어놓는다. 친구는 좋을 때나 나쁠 때나 서로에게 귀를 기울인다.

가장 좋은 친구는 환자의 이야기를 잘 들어준다 알츠하이머병 환자를 간호할 때 환자가 중요한 감정을 표현하고 싶어 하면 바로 옆에 있어 주는 것이 중요하다. 환자에게 자신의 감정이나 생각을 표현할 시간을 주어야 한다. 때로 기다림이 통찰력을 제공하기도 한다.

마리아는 세 가지 언어를 할 줄 알았다. 어렸을 때에는 이탈리아어를 했으며, 아르헨티나에 살 때에는 스페인어를 했고, 미국으로 건너 온 후에는 영어를 사용했다. 지금 그녀는 세 가지 말을 섞어서 쓴다. 집에서 그녀를 도와주는 간병인은 마리아의 말을 주의 깊게 들어서 그녀의 가장 좋은 친구가 되었다. 간병인은 마리아의 말을 정확하게 알아듣지 못할 때에도 그녀의 목소리의 높낮이나 얼굴 표정, 몸짓만으로 충분히 이해할 수 있었다.

가장 좋은 친구는 대화의 공백을 잘 채울 줄 안다 알츠하이머병 환자는 말을 할 때 문장의 구조나 언어체계를 잊어버리기 시작한다. 이럴 때 힌트나 단서를 제공하면 의사소통이 훨씬 쉬워진다. 때로 한두 마디 말을 채워 주면 대화를 계속해 나갈 수 있다.

에드나 에드워드는 말하기를 좋아하지만 적절한 단어를 찾는 데 어려움이 있었다. 에드나가 "그 애들, 내가 그 학교에…… 있을 때 그 애들이 보고 싶었어요." 할 때 가장 좋은 친구가 "피카돔 학교?"라고 말해 주면 에드나는 "피카돔, 우리 학교!"라고 말하며 이야기를 이어갈 수 있다.

가장 좋은 친구가 사람 이름이나 장소 그리고 에드나의 인생에 있었던 일들을 말하기 시작하면 대화는 어린 시절, 그녀의 교육 방법, 학생들에 관한 이야기로 이어질 수 있다.

가장 좋은 친구는 환자가 쉽게 대답할 수 있는 질문을 한다 환자가 대답할 수 없는 것을 물어보면 환자는 쉽게 좌절감을 느낀다.

도서관 사서 출신인 에블린 탈보트가 휴가에서 돌아왔을 때 사람들이 그녀에게 "휴가 때 어디 갔어요?" 또는 "해변 이름이 뭐예요?"라고 물었다면 그녀는 분명히 곤란해 하였을 것이다. 친구는 그렇게 묻는 대신 조심스럽게 "남편하고 해변에서 파도를 바라보면서 즐거운 시간을 보냈어요?"라고 물었다.

친구가 질문 속에 세부사항을 제공하면 환자(에블린)가 사실을 기억해 내는 데 도움을 주고, 휴가에 대한 즐거움을 함께 나누고 대화를 계속할 수 있다.

가장 좋은 친구는 비언어적 표현의 중요성을 안다 말로 하는 의사소통 능력이 점점 줄어들기 때문에 몸짓이 알츠하이머병 간호에 있어서 중요한 의사표현 수단이 된다. 가장 좋은 친구는 환한 미소와 함께 손을 잡으며 환자를 따뜻하고 반갑게 맞아 준다. 손을 잡는 것은 노인들이 예전에 친구를 공손하게 맞을 때 악수를 했던 기억을 되살리는 특별한 의미를 갖는다. 거의 모든 환자는 손잡는 것에 반응을 보인다. 서로 손을 마주 잡는 것은 맺어짐의 시작이며 적이 아닌 친구라는 깊은 의미를 갖는다. 그러므로 손으로 말하는 것이 더 효율적일 수 있다. 의자를 손으로 두세 번 가볍게 치는 몸짓은 환자에게 앉으라는 의미를 잘 전달해 준다.

> 메리 버매스터는 청력을 잃었기 때문에 주간보호센터의 자원봉사자와 몸짓으로 의사소통을 한다. 자원봉사자는 먼저 눈을 맞추고 미소를 지은 다음 "메리, 점심이 준비되었어요."라고 말한다. 그러고 나서 자원봉사자는 환자의 어깨를 부드럽게 토닥거리면서 그녀를 식탁으로 안내한다.

가장 좋은 친구의 가벼운 신체접촉은 더 많은 것을 말해 준다.

가장 좋은 친구는 환자가 대화에 참여하도록 자연스럽게 격려한다

환자를 가능한 한 대화에 많이 참여하도록 하는 것이 중요하다. '~에 대해 말해 주실래요?', '~는 어떻게 생각하세요?' 같은 광범위하고 한계가 없으며, 환자의 인생 경험을 자극할 수 있는 질문이 특별히 효과적이다.

> 아저씨와 낚시한 일, 독일산 셰퍼드를 키우던 일, 요요를 모은 일, 위대한 예술가와 작품에 대하여 공부한 일, 클래식 음악을 즐기던 일, 신학을 가르치던 일, 뭄바이(Mumbai)를 방문한 일, 예일대학교에 다니던 시절 낡은 차를 수리하던 일, 제2차 세계대전 중 수송선에서 위생병으로 지낸 일 등등 제임스 홀로웨이의 인생에는 정말 할 말이 많았다.

이 모든 이야기는 친구가 "자! 이야기해 보세요."라고 말하면서 자연스럽게 대화에 참여하도록 격려하기 전까지는 환자의 마음 한구석에 갇혀 있었다.

자연스럽게 발휘되는 우정의 위력

우리는 최근 훌륭한 요양시설의 책임자와 대화를 나누었는데, 환자 대부분이 영어를 사용하지 않는 외국인이었다. 그 요양시설에서는 양질의 간호에 대하여 설명하였지만 어려운 말을 환자들이 이해하지 못한다는 것을 깨달은 이후 우정과 알츠하이머병의 간호에 대하여 이야기했고, 가족에게 매우 도움이 되는 훈련을 하였다. 처음에 환자들에게 가장 친한 친구의 이름과 왜 그들이 친구인지 물어보았다. 그들의 대답은 다음과 같았다.

마리아: 내 친구는 이야기를 참 잘 들어줘요.
엠마: 나를 위해 항상 곁에 계세요.
티샤: 우리는 같이 재미있게 쇼핑을 해요.
마이크: 재담꾼이기 때문이죠.
토니: 옳고그름을 따지지 않기 때문이죠.
언니: 나를 잘 알아요. 우리는 서로 무슨 생각을 하는지 알죠.
잭슨: 사랑하기 때문에.
미아: 솔직하게 대답하니까.
조: 항상 나를 전폭적으로 지지해 주이시.

우리는 책임자에게 치매요양시설에서 간호를 받는 환자들에 대한 생각을 물었고, 우정으로 환자를 대하면 어떻게 반응할 것 같은지 물었다. "그게 바로 정답이에요." 라고 그는 대답했다. 우리는 친구가 다음과 같은 상황에서 치매환자를 어떻게 돕는지 물어보았는데, 그는 이렇게 대답하였다.

□ 환자가 짜증을 내고 안절부절못할 때

- 환자를 살짝 안아 주면서 무슨 일인지 물어본다.
- 환자와 시간을 같이 보내면서 신체적으로 다른 이상이 없는지 확인한다.
- 함께 노래를 부른다.

□ 환자가 자꾸 나가 돌아다닐 때

- 환자와 함께 걸으면서 도움이 필요한지 묻는다.
- 재미있는 농담을 한다.

□ 환자가 평소에 좋아하던 활동을 하지 않으려고 할 때

- 놀이를 진행하는 데 환자가 꼭 필요하다며 부드럽게 격려한다.
- 환자를 귀찮게 하거나 스스로 결정하도록 혼자 내버려 두지 않는다.

□ 환자가 화가 났을 때

- 환자에게 무엇이 문제인지 확인해 보겠다고 말해 주고 나서 그 문제에서 잠시 벗어난다.
- 대개 별 일이 아니며, 다른 사람도 때때로 화날 때가 있다는 것을 인식한다.

이런 생각을 이해함으로써 그 책임자는 문제가 생기는 순간에 잠시 멈추어 잘 살펴보고 잘 듣고 나서 자신에게 '친구라면 어떻게 할까', '어떻게 하면 환자에게 가장 좋은 친구가 될 수 있을까?' 하고 자문한다고 한다. 이런 행동이 치매요양시설을 운영하는 이들을 성공할 수 있게 해 주었다. 친구가 되는 것은 자연스럽게 찾아오며, 필요한 것을 실천에 옮기기만 하면 된다. 집에서도 이렇게 시도해 보기 바란다.

친구는 자존심을 세워 준다

좋은 우정은 각자에게 최상의 것을 제공한다. 우정은 상호 보완적이며, 각자에게 건설적인 비판과 답변을 하고 무조건적인 지지를 보낸다. 친구는 단점보다 장점을 더 많이 보며 칭찬을 해 주고 친구를 존경하며, 항상 곁에서 그가 얼마나 중요한 존재인지 말해 줌으로써 자존심을 지켜 준다.

가장 좋은 친구는 자주 칭찬을 한다 환자에게 "오늘은 정말 좋아 보이네요." 또는 "정원 손질을 어쩌면 그렇게 잘했어요?"라고 말해 보라. 칭찬은 기분이 좋지 않은 환자의 기분을 좋게 만든다. 칭찬은 문제나 걱정으로부터 환자를 끌어내는 힘이 있다.

> 루비 메이 모리스는 예쁜 옷을 좋아했다. '그림처럼 예쁘네요.' 또는 '오늘은 파티에 가는 것처럼 잘 차려입었네요.', '파란 치마가 당신의 푸른 눈과 정말 잘 어울려요.'라는 칭찬은 루비를 미소 짓게 만든다. 이런 칭찬으로 해서 루비는 하루 종일 기분이 좋은 것 같았다.

칭찬은 큰 보상으로 되돌아온다. 칭찬으로 전달된 감정은 그 말을 잊은 후에도 계속 남는다.

가장 좋은 친구는 조심스럽게 충고나 생각을 묻는다 환자가 소중한 사람임을 보여 주는 또 다른 방법은 조심스럽게 의견을 물어보는 것이다. 국가의 적자나 무역수지에 관해서는 묻지 마라.

대신 "오늘은 거울 볼 시간이 없었어요. 내 넥타이가 와이셔츠하고 잘 어울려요?" 하고 물어본다. 이런 질문은 옷감, 감촉, 색깔, 유행에 따른 넥타이 폭의 변화 또는 새 옷의 필요성으로까지 대화를 확대할 수 있다.

> "엄마, 멕시코에 대해 어떻게 생각하세요? 가면 재미있을 것 같지 않아요?" 엠마 심슨은 딸 패트리샤가 앞으로 할 여행에 대하여 물어보는 것을 좋아한다.

엠마는 더 이상 여행을 할 수 없을지라도 패트리샤가 자신의 의견을 중요하게 생각한다는 사실을 좋아한다. 이런 질문은 엄마와 딸이 함께 여행책자를 찾아보고 날씨와 준비할 옷에 대하여 대화할 수 있게 해 주며, 더 나아가 멕시코에서 여행자에게 어떤 음식이 좋을지에 대하여 이야기하게 해 준다. 대부분의 엄마가 그렇듯이 엠마도 딸이 엄마의 의견을 물어볼 때 가장 기뻐한다.

가장 좋은 친구는 항상 격려를 아끼지 않는다 알츠하이머병 환자는 어떤 형태로든 할 수 있는 한 많이 격려해 주어야 한다. 때로는 "너는 정말 내 인생에 중요한 의미를 주었어." 또는 "우리는 정말 친자매 같아."라고 말해 줌으로써 친구로서 자신의 가치를 일깨워 주는 것이 격려가 된다. 환자는 완성이 가능한 일을 시도함으로써 격려를 받을 수도 있다. 가장 좋은 친구라면 "이 퍼즐을 맞추는 데 네 도움이 필요해.", "옆에서 좀 도와줄래?"라고 말할 것이다.

> 아름다운 스카프를 독창적인 방법으로 매서 외모를 돋보이게 하는 것이 에드나 캐롤 그린웨이드의 장점이었다. 어느 날, 주간보호

센터 소장이 스카프를 잔뜩 가져와서 다른 사람에게 어떻게 매는지 보여 달라고 부탁하였다. 사람들이 스카프 매는 것을 도와주고 그들이 스카프를 제대로 맸는지 마치 스카프 패션쇼처럼 그녀에게 보이며 지나갈 때 에드나는 정말 빛이 나는 것 같았다. "내가 도움이 되어서 정말 기뻐요."라고 에드나가 큰 소리로 말했다.

작은 격려가 환자를 행동에 참여하게 하고 예전 재능을 이끌어 내는 경우가 종종 있다.

가장 좋은 친구는 축하를 아끼지 않는다 치매환자를 간병할 때 크고 작은 일에 대하여 많이 축하를 해 주어야 한다.

에드나 에드워드의 손녀가 미스 켄터키를 뽑는 미녀선발대회에서 최고 미인이 되었을 때 주간보호센터 자원봉사자들은 흥분해서 말했다. "에드나, 당신 손녀가 최고의 미인으로 뽑힌 것을 정말 축하해요." "손녀는 당신을 닮아서 외모가 훌륭하군요." 에드나는 가끔씩 "그렇지요."라고 대답했다.

현재 환자 본인이나 가족의 성공 또는 과거에 있었던 일에 대해서도 축하를 해 주는 것이 좋다. 아마 에드나 같은 사람은 자기 자신이 최고 미인이 된 것과 같은 기분일 것이다.

친구는 늘 함께 웃는다

즐거운 농담은 모든 관계에 영향을 끼친다. 즐거운 농담은 사람들과 경험을 공유하게 하고 긴장을 풀어 주며 순간을 함께하게 해 준다. 많은 연구자가 웃음이 면역체계를 강화시켜 주고 혈압을 낮추는 것과 같은 생리적인 효과가 있다고 보고하였다.

가장 좋은 친구는 농담과 재미있는 이야기를 잘한다 아주 썰렁한 농담도 알츠하이머병 환자를 크게 웃게 만들 수 있다. 가족이나 환자가 경험한 재미있는 이야기도 좋다. 예를 들어, 가장 좋은 친구는 "난 아직도 네가 추수감사절에 할머니의 파이를 다 먹어 치운 것을 용서할 수가 없어."라고 말한다. 때로 환자는 더 많은 이야기를 기억해 내기도 하며 더 많은 이야기를 할 수 있다는 것을 잊지 마라.

> 제리 루텐버그는 뇌졸중이 여러 번 재발하였지만 훌륭한 유머감각은 그대로 남아 있었다. 주간보호센터의 자원봉사자가 제리에게 옥수수를 통째로 건네주었을 때 그는 큰 소리로 "구호물자를 주네." 하고 말했다. 한 번은 "어떻게 조개화폐가 만들어졌지요?" 하고 심각하게 물었을 때 그는 "10전짜리 은화에 생명을 불어넣은 것이지요."라고 장난스럽게 말했다.

친구끼리 더러 농담으로 "또 그 이야기, 전에도 했잖아!"라고 할 수도 있다. 그러나 간호를 하다 보면 환자가 자신이 가장 좋아하는 이야기를 자꾸 되풀이하는 경우가 있다. 물론, 단순히 전에 말한 것을 기억하지 못해서 그럴 수도 있지만 그보다는 그 이야기에 얽힌 미소와 웃음과 기쁨을 알고 있기 때문일 것이다.

가장 좋은 친구는 자연스럽게 농담을 이용할 줄 안다 자연스럽게 벌어지는 일이 환자나 환자 주위의 사람을 즐겁게 만들기도 한다. 요양원에서 우리를 빠져나온 토끼를 쫓아가는 담당자의 모습을 보며 웃기도 한다. 재미는 이렇게 여러 가지 방법으로 찾아온다.

> 리키는 아버지 마스를 간호할 때 재미있는 순간을 잘 이용했다. "아버지는 엉덩방아를 찧거나 재미있는 몸짓을 보고 웃는 걸 좋아했어요. 매번 나는 머리를 벽에 부딪치거나 발을 헛디뎌 넘어지는 것처럼 했어요. 때로 내가 일부러 그런다는 것을 알아챌 때도 있었지만 그렇지 않은 경우에는 정말 재미있어 하셨어요. 또 아버지는 괴상하거나 독특한 언어의 운율을 좋아했어요. 아버지는 끝까지 재치가 넘치고 지혜로웠으며, 사람 속에서 일어나는 재미있는 것을 사랑하셨지요."

치매로 말미암은 상실감을 덜기 위해 우리 주변에서 자연스럽게 벌어지는 웃음거리가 필요하다.

가장 좋은 친구는 자주 자신을 우스꽝스럽게 만드는 농담을 한다

가장 좋은 친구는 자신을 웃음거리로 만드는 것을 두려워하지 않는다. 우리 모두에게 당황스러운 순간이 될 수도 있지만 치매환자에게는 특별한 관심의 순간이 될 수 있다. 환자가 자신의 물컵을 찾지 못할 때 가장 좋은 친구라면 "나도 지난주에 물컵을 바로 코앞에 두고도 못 찾다가 겨우 찾았어."라고 말할 것이다.

> 그날 주간보호센터에서 가장 빛난 순간은 메리딘 에반스가 왈츠 스텝을 밟는 시범을 보인 것이었다. 사람들은 메리딘이 갑자기 자신들에게 보여 주려고 무언가를 찾을 때 재미있어 하였다. 그녀는 아침에 그 프로그램에 올 때 분명히 그걸 가지고 왔다고 확신했다. "나는 그것을 다른 사람에게 보여 주고 싶은데 늘 잃어버려요." 이

때 가장 좋은 친구는 즐거운 분위기를 그대로 유지한 채 재치 있게 "나도 가끔 잘 잃어버려요. 그나마 다행인 것은 아직 내 머리가 몸에 튼튼하게 잘 붙어 있다는 거예요. 그렇지 않다면 그나마 잃어버렸을 거예요!"라고 말했다.

자신을 웃음거리로 만드는 농담은 환자로 하여금 잊어버리며 사는 사람이 이 세상에 자신만이 아니라는 생각을 갖게 해 준다. 또한 침울하던 분위기를 날려 버리고 환자의 기분이 좋아지게 도와준다. 적절한 농담은 웃음을 터트림으로써 긴장을 풀게 하고 찌푸린 얼굴에 미소를 짓게 해 준다.

친구는 동등하다

생색을 내는 듯한 행동으로 우정을 지속해 나갈 수는 없다. 모든 사람은 서로 다른 장점과 단점을 가졌으므로 사람마다 다르다는 것은 축복받을 일이다.

가장 좋은 친구는 환자를 무시하지 않는다 알츠하이머병 환자를 간호할 때 환자를 무시하는 듯한 언어는 사용하지 말아야 한다. 과장되거나 너무 느리거나 지어낸 목소리, 무감각하게 굴거나 아기 같은 유치한 말을 쓰거나 무례하게 구는 것, 환자에게 질문에 대답할 시간을 주지 않는 것, 환자에게 부적절하고 당황하게 하는 질문을 하는 것 또는 마치 환자가 옆에 없는 것처럼 누군가에 대하여 말하는 것 등은 환자에게 좋지 않다.

루비나 딘은 유명한 여성들의 삶에 대한 짤막한 이야기가 적힌 카드를 좋아했다. 어느 날 그녀가 헬렌 켈러에 관한 이야기를 생각해 내려고 하다가 무얼 생각해 내려고 했는지 잊어버렸다. 가장 좋은 친구는 이야기를 끝내지 못한 친구의 고통을 느꼈지만 그냥 "유감이야"라고만 말했다.

가장 좋은 친구는 환자의 감정을 부정하거나 없애 버리려고 하면서 배려하는 척하지 않았다. 루비나는 자신이 느끼는 것을 함께 느끼고 의지할 수 있는 친구가 필요했다.

가장 좋은 친구는 환자가 체면을 유지하도록 돕는다 알츠하이머 환자는 간절하게 독립적인 존재이고 싶어 한다. 환자 자신도 아직 자존심이 남아 있어서 다른 사람의 도움이나 동정을 받고 싶지 않을 것이다.

마거릿 브루베이커의 친구나 가족은 환자를 방문할 때마다 그녀가 잘 먹지 않는 것에 대해 걱정했다. 그녀는 자존심이 강했고, 배고프지 않다고 하면서 음식 선물을 거절했으며, 쌓여 있는 음식을 그저 먹어 치운다는 것을 싫어하였다. 자원봉사자는 방법을 바꿔 보았다. 그는 "마거릿, 당신 도움이 필요해요. 이번 주에 바나나 세일이 있었는데 나와 아내가 따로따로 가서 3파운드씩이나 샀어요. 이 많은 바나나를 어떻게 해야 할지 모르겠어요. 당신이 조금 나눠 간다면 우리에게 정말 큰 도움이 될 거예요." 하고 말했다.

마거릿은 친구에게 호의를 베풀 수 있고 친구가 자신을 존중해 주었기 때문에 기쁜 마음으로 바나나를 받았다.

가장 좋은 친구는 감독관처럼 행동하지 않는다 친구라면 둘 사이가 동등해야 한다. 환자는 독립적이기를 원한다. 환자는 친구가 자기 주변에서 주인 행세를 하는 것을 좋아하지 않는다.

> 에디스 헤이스는 딸 도나에게 헌신적인 엄마였고 딸을 사랑으로 키웠다. 지금 에디스는 간호가 필요해서 딸과 함께 산다. 도나는 '엄마는 1마일 밖에서도 자신이 관리당하는 것을 눈치챈다.' 는 사실을 제일 먼저 받아들였다. 가장 좋은 친구가 된다는 것은 두 사람 모두에게 좋아야 함을 의미한다. 나는 어머니 자신이나 가족 또는 친구를 위해 어머니가 의미 있는 일을 하게 해 주고 싶었다. 우리 가족은 교회 일에 항상 열심이었고 4세대가 함께 가족모임을 하였으며, 엄마는 이런 가족관계 속에서 아직도 훌륭하게 어머니의 역할을 해낼 수 있었다. 우리는 지역 주간보호센터를 이용함으로써 서로에게 여유를 가질 수 있었다. 어머니는 항상 도와주는 역할을 좋아하였고 센터에서도 다른 사람을 기꺼이 도왔다.

도나는 어머니를 잘 알고 있었고, 가능한 한 많은 일을 어머니의 방식대로 하도록 내버려 두었다.

가장 좋은 친구는 서로가 배운다는 것을 안다 평등은 서로 상대방에게 무엇인가를 배운다는 것을 의미한다. 많은 치매환자가 자신의 과거 이야기를 다른 사람에게 들려줄 수 있고, 예전의 재능이나 취미에 대한 열정이나 관심을 표현할 수 있다.

> 딕시 젠킨스는 약으로 사용하는 나무나 식물에 관한 한 걸어 다니는 백과사전이었다. 그녀는 노간주나무 열매, 인삼, 화란국화, 벌꽃가루, 우엉 뿌리를 어떤 증상에 어떻게 사용하는지 알고 있었다.

이런 민간처방은 대부분 구식이 되었다. 그렇지만 그녀의 가족과 친구는 환자가 가진 건강에 대한 지식에 지금도 감탄하곤 한다.

친구는 우정 안에서 움직인다

모든 우정에는 고비가 있다. 때로는 오해가 있을 수도 있고 어떤 식으로든 친구에게 실망하는 경우도 있다. 그렇지만 실망만 계속한다면 어떤 우정도 지속될 수 없으므로 가장 좋은 친구는 오해가 생기면 대화를 해서 문제를 해결한다. 좋은 우정은 인생의 어렵고 힘든 순간을 견디게 해 주며 건설적인 방향으로 자극을 주고 고귀한 정신을 함께 나눈다. 훌륭한 우정에는 노력과 책임이 따른다. 친구라면 전화나 편지로 늘 안부를 묻고 서로를 위해 무언가 새로운 일을 시작한다.

가장 좋은 친구는 예민하게 굴지 않는다 친구라면 문제가 생겼을 때 그것이 환자 자신의 문제가 아니라 치매에 수반되는 증상임을 이해해야 한다. 때때로 치매 때문에 자기 조절이 잘 되지 않을 수도 있다. 환자는 놀랄 만한 사실을 솔직하게 말해 버리기도 한다.

게리 그린웨이는 미술과 음악에 대한 훌륭한 안목을 지녔고, 의상에 대한 감각이 뛰어났으며, 아름다운 보석에 대해서도 일가견이 있었다. 주간보호센터의 한 자원봉사자가 게리에게 자기가 하고 온 가짜 보석에 대해 어떻게 생각하는지 물었다. 게리는 “글쎄, 나에게는 쓰레기일 뿐이에요."라고 대답했다.

그 자원봉사자는 무안했다. 하지만 그녀는 다른 사람에게 농담처럼 이렇게 말했다. "게리에게 물어보세요. 정답을 말해 줄 거예요."

가장 좋은 친구는 대부분의 일을 자신이 한다 알츠하이머병 환자를 간호하다 보면 일의 대부분을 환자가 아닌 다른 사람이 해야 한다. 환자에게 좀 어려운 일을 시키려면 환자와 비슷하거나 더 많이 준비를 해야 한다.

> "프랜시스는 나와 네 명의 아이들이 항상 같이 있게 해 주었어요. 우리가 필요한 모든 것을 돌봐 주었지요." 남편 빌 태트만은 깨끗한 옷, 좋은 음식, 약속 그리고 소풍 계획 등이 항상 적절하게 이루어진 것에 대해 아내를 칭찬했다. 지금 아내는 자신도 돌보지 못하지만 남편은 아내가 필요로 하는 모든 것을 자신이 해 줄 수 있는 기회가 주어진 것을 감사하게 생각했다.

이 경우 빌과 그의 자녀가 거의 모든 집안일을 해야 하지만 이들은 이제 자신들이 환자를 도와주고 사랑할 차례임을 알고 있었다.

가장 좋은 친구는 신뢰할 수 있는 관계를 형성한다 신뢰할 수 있는 관계를 만드는 데는 노력이 필요하지만, 믿음을 보여 주고 항상 사랑으로 간호를 한다면 가능하다. 그러나 문제는 있게 마련이고 일부 알츠하이머병 환자는 세상에 대한 불신을 보인다. 그러나 차곡차곡 믿음을 쌓고 관계를 유지해 나간다면 가능한 일이다.

> 호버트 엘람의 아내는 남편이 좋아하는 일로 매일 시간을 보낸다. 남편이 가장 좋아하는 일은 손을 잡고 자기 농장을 걸으며 젖소를 바라보거나 남편이 어린 시절을 보낸 눈에 익은 시골 길을 드라이브하는 것이다.

호버트의 아내처럼 눈에 익은 장소를 돌아보고 친숙함을 느끼게 하여 마음의 안정을 주면 환자도 안정과 안도감을 느낀다. 이런 일을 통하여 부부가 서로 더 많이 신뢰할 수 있게 된다. 함께 산책하는 남편과 아내는 서로에게 가장 좋은 친구인 것이다.

가장 좋은 친구는 자주 애정을 표현한다 우리는 '하루 세 번 안아 주기'를 실천하고 있는 장기요양시설과 성인주간보호센터를 알고 있다. 가장 좋은 친구는 칭찬을 하거나, 손을 잡거나, 등을 살짝 두들겨 주거나, 안아 주거나, 미소를 지어 주는 등 여러 가지 방법으로 환자에게 가능한 한 많은 사랑을 표현한다.

> 프랜시스 태트만은 자녀를 항상 사랑하였으며, 손자가 생기기를 몹시 기다렸다. 안아 주고 입맞춤하는 것은 아직 가능하므로 7명의 손자를 많이 안아 주고 입맞춤을 해 준다. 그리면 손자들은 할머니에게 받은 사랑을 두 배로 돌려 준다.

사랑의 형태는 다양하다. 많은 사람이 가벼운 포옹이나 신체접촉에 반응하지만 다 그런 것은 아니다. 때로 어떤 말을 해 주거나 함께 시간을 보냄으로써 사랑을 표현할 수도 있다.

결 론

우정은 우리 인생에서 매우 소중한 부분이다. 우정을 알기 위하여 대학 공부가 필요한 게 아니다. 우정은 다양하다. 어떤 사람은 수많은 친구가 있고 또 다른 사람은 아주 소수의 친구를 두기도 한다. 독신주의자도 친구는 가질 수 있다.

치매환자에게 가장 좋은 친구가 된다는 것은 예전에 환자가 가졌던 사회적인 품격을 찾아 주는 것이다. 그럼으로써 환자에게 지지와 격려를 보낼 수 있는 것이다. 우정은 우리에게 매일매일 생기는 문제를 해결할 수 있는 방법을 제시한다. 또한 우정은 품위를 유지시켜 준다.

치매환자를 간호하다 보면 수많은 스트레스와 긴장의 순간들이 있기 마련이지만, 환자에게 가장 좋은 친구가 되면 당신과 환자는 만족과 기쁨을 느끼게 될 것이다. 환자와의 관계를 다시 생각해 보고 환자에게 진정으로 가장 좋은 친구가 되면 매일 당신 앞에 놓인 문제들을 잘 해결할 수 있게 된다.

가장 좋은 친구되기

- 우정은 다양한 것이다. 누구든 친구가 될 수 있고 친구가 있다. 우정은 국경이 없다. 모든 사람이 치매환자에게 가장 좋은 친구가 될 수 있다.
- 환자에게는 사람들과의 관계가 뒤죽박죽이 될 수 있다. 아내가 어머니가 되기도 하고 딸을 아내로 착각하기도 한다. 이런 현상이 환자에게 가장 좋은 친구가 되어야 하는 또 다른 이유다.
- 가족에게는 감정적으로 너무 큰 부담이 되지만 친구라면 환자에게 최상의 상태로 예전의 사회적 품위를 되찾아 줄 수 있다.
- 수많은 상실과 고립을 마주하였을 때 가장 필요로 하는 것은 좋은 친구다.

05

추억만들기

- 환자의 삶을 축복하기

의학은 사지를 잃어버린 사람에게 의족을 해 주고, 백내장이 생긴 사람에게 시력을 되찾아 주었으며, 청력을 좋게 하는 장치를 개발하였다. 알츠하이머병을 완치시킬 수 있는 방법은 아직 없지만, 기억을 되찾아 줄 수 있는 '가장 좋은 친구' 라는 방법이 있다.

가장 중요한 일 가운데 첫째는 가장 좋은 친구라면 환자에게 맞는 개별 간호를 한다는 것이다. 가족이 간호를 하면 환자에게 맞는 개별적인 간호를 하는 것이 당연하다. 환자에 대하여 잘 알지 못하는 장기요양시설 같은 곳에서 전문가에게 개별화된 간호를 받기는 쉽지 않다. 그러나 환자의 인생을 글이나 비디오테이프 또는 스크랩북 형태로 만든다면 환자와 간병인이 아주 특별하고 사랑이 담긴 개별적인 관계가 될 수 있다. 간호하는 사람은 환자의 인생에 대한 기록을 이용해서 환자가 좋아했던 일을 알게 되고 환자의 슬픔, 걱정, 관심사를 이해할 수 있게 된다. 환자의 삶을 잘 기록해 나가면 환자를 더 잘 이해할 수 있고 간호에 대한 두려움을 줄일 수 있다.

삶의 기록은 일생 동안 환자가 성취한 일을 기록하는 것이다. 인생기록은 가족이 과거의 순간을 함께 추억함으로써 치료제가 될 수 있으며 환자에게 생겼던 일들을 확인하는 작업을 통하여 상황을 받아들이게 하고 가족을 더 가까워지게 한다. 또한 환자의 인생을 축복하는 것이며 다음 세대에 대한 활력이 될 수 있다.

환자의 일대기를 쓴다는 생각이 굉장한 일로 보일 수 있으나 그렇지 않다. 이 글에서 당신이 어떤 내용을 써야 할지 윤곽을 잡을 수 있게 도와줄 것이며, 훌륭한 일대기를 쓰는 데 필요한 정보의 대부분을 당신은 이미 알고 있다. 또한 이 글에서는 일상적인 간호에 이용할 수 있는 실용적인 이야기카드를 어떻게 만드는지 보여 줄 것이다.

당신 자신을 탐정이라고 가정해 보자. 훌륭한 일대기를 쓰기 위해 정보를 모으고 기록하는 것은 가족 내의 해결되지 않은 문제, 먼 친척이나 친구와의 대화, 옛날 사진과 신문 다시 보기 또는 가능하다면 환자에게 그때의 일을 물어보는 일들이 포함된다.

일대기를 쓸 때에는 아주 옛날 일부터 써 나가는 것이 중요하다. 이렇게 하면 환자가 자신의 이야기를 쓰는 데 많은 도움을 줄 수 있다. 시간이 너무 많이 흘러 기억하지 못한다면 친구나 다른 가족에게서 정보를 얻을 수 있다. 당신 가족의 출생에 관련된 추억, 역사적인 사건 또는 중요한 문화적인 사건에서 시작하는 것이 좋다. 최선을 다하면 된다. 이 일에 관심을 조금만 기울이면 당신은 어떻게 한 사람의 과거가 현재의 삶으로 이어졌는지 알게 될 것이다.

환자의 일대기는 알츠하이머병 간호의 모든 면에서 유용하게 사용할 수 있다(어떻게 이 일을 해 나갈지 알아보려면 131쪽의 레베카 매스니 릴리의 일대기를 참고하라. 환자의 삶에 대한 기록을 이용하여 좋은 간호를 하고 환자와 의미 있는 시간을 갖기 위해 기록을 어떻게 활용하는지 설명하였다).

일대기의 구성 요소

당신이 어머니에 대하여 체계적인 일대기를 쓰려고 한다면 가족 이외의 다른 사람에게 어머니에 관한 이야기를 들어보아야 한다. 일대기에는 가족 간의 이야기보다 더 광범위한 내용을 담는 것이 좋다. 어머니가 가정간호를 필요로 하거나 요양시설로 입주해야 하는 상황이라면 처음에 어머니에 대하여 잘 모르는 간호담당자에게 이런 기록이 환자에 대한 좋은 밑그림 역할을 할 수 있어야 한다. 일대기에는 다음과 같은 내용이 포함되어야 한다.

아동기 알츠하이머병 환자를 간호하는 데 있어서 환자의 어린 시절을 아는 것이 때로는 최근 일을 아는 것보다 더 중요할 때가 있다. 환자의 대부분은 최근에 생긴 일보다 먼 과거인 어린 시절을 더 잘 기억하므로 우리는 이 중요한 시기에 대하여 가능한 한 많은 것을 알 필요가 있다.

- 생일과 출생지(또는 입양일)를 기록한다. 그러나 단순한 사실

만 기록하지는 마라. 어머니가 성장한 분위기를 느껴 보아야 한다. 어머니는 도시에서 태어났는가? 시골에서 태어났는가? 산골짜기의 탄광촌에서 성장하였는가? 시내의 호화주택에서 자랐는가? 집에서 닭을 길렀는가? 어머니가 자란 도시의 주요 생계수단은 무엇이었는가? 어머니의 고향에 특별히 유명한 것이 있는가? 어머니는 고향에 대해 최초의 자동차 모델을 조립한 공장이 있었다든지, 유명한 그릇 회사의 그릇이 생산된 곳이라든지, 특별한 유적을 사랑하는 사람들이 사는 곳이었다든지 하는 기억을 가지고 있을 것이다.

- 어머니의 어린 시절 가족관계를 단순하게라도 그려 본다. 어머니의 할아버지, 할머니, 부모 그리고 형제들의 이름을 적는다. 특별히 많이 사랑해 주던 사람이나 상을 받을 정도로 애플파이를 잘 만들던 할머니처럼 특별히 어머니에게 영향을 준 가족이 있었는지 물어본다.
- 학창시절에 대해서도 이야기를 나누어 보아야 한다. 어머니가 초등학교 입학식 날을 기억하고 있는가? 이것이 대부분 이야기의 기초가 된다. 교실이 하나뿐인 학교였는지 또는 큰 학교였는지, 학교생활은 즐거웠는지, 어머니는 좋은 학생이었는지, 특별히 좋아한 과목이나 선생님이 계셨는지 등을 기록한다. 우리는 자기 학년에서 '수학왕'으로 뽑혔던 것을 자랑스럽게 기억하던 한 환자를 알고 있다.
- 어머니의 부모님이 현재는 찾기 어려운 특이한 직업을 가졌는지 알아본다. 우유 배달을 하였거나 강나루에서 뱃사공이었는지? 지금은 노인이 된 사람들은 어렸을 때 외국에서 이민을 왔거나 부모가 이민 온 경우가 많다. 당신이 그때 일을 잘

알지 못한다면 가족의 초기 이민생활에 대하여 자세히 알아보는 것도 의미가 있을 것이다. 때로 이런 이야기는 탄압받는 나라에서 목숨을 걸고 탈출했다든지, 안전하지 않은 배를 타고 간신히 항해를 했다든지, 마차를 타고 서부까지 여행을 했다든지 하는 한 편의 드라마 같은 내용을 담고 있는 경우도 있다.

- 행복했던 순간과 슬펐던 순간에 대하여 물어본다. 어린 시절의 사건이라고 할 만한 일을 찾을 때 행복했던 경험을 아는 것도 중요하지만, 상처가 되었던 순간을 이해하는 것이 불행한 기억을 건드리지 않기 위해 매우 중요하다. '올해 최고의 학생'으로 뽑히거나 지역에서 개최되는 낚시대회에서 상을 받는 순간들이 있을 것이다. 어머니가 아주 어린 나이에 고아가 되었다든지, 어린 시절에 전쟁이나 홍수, 화재 같은 재해를 겪으며 어렵게 보내지는 않았는지 알아보는 것도 중요하다.
- 어린 시절 멀리 이사를 했는지 물어본다. 어머니가 군인 자녀였다면 여러 도시를 옮겨 다녔을 것이고, 이것이 관심의 초점이 될 수 있다.
- 가족들의 이름을 적는다. 이름을 적다 보면 어머니가 할 말이 생길 수도 있다.

"나는 우리 아버지를 좋아했어. 아버지 이름은 토브였지. 나는 딸애에게 토비라는 아버지의 이름을 붙여 주었어." 윌라 맥케이브가 자랑스럽게 설명했다.

헨리에타 프래이저는 자신의 이름에 대해 이야기하는 것을 좋아했다. "우리 아버지는 내가 태어나기 전에 돌아가셨어요. 그래서 어머니는 내 이름을 아버지 이름인 헨리를 따서 헨리에타라고 지었어요."

과거의 흥미로운 이름에 대하여 이야기를 꺼낼 수도 있다. '어머니의 어릴 적 이름이 간난이였다니 참 재미있어요!' 별명이 무섭거나 경멸적인 것일 수도 있지만 기록해 놓는 것이 중요하다. 사실 많은 가족이 자신의 어머니나 아버지의 별명을 듣고 놀라거나 재미있어 하는 경우가 많다. 이런 기록은 어머니가 엄마 또는 어머니, 아빠 또는 아버지라고 불렀던 사람들에게 가졌던 애정을 불러일으킬 것이다.

- 어머니가 어린 시절 가장 좋아하던 놀이, 취미 또는 게임이 무엇이었는지 알아본다. 스포츠는 많은 사람에게 중요한 역할을 한다. 운동장에서 했던 경기를 회상하거나 심지어는 직접 해 보게 할 수도 있다. 악기를 연주한다든지 우표나 동전을 모으는 것과 같은 취미활동도 환자의 일대기에 대한 중요한 기록이다.
- 애완동물에 대한 기억을 되살린다. 애완동물에 대한 기억은 생생하고 즐거운 경우가 많다. 어머니의 어린 시절에 '까망이'라고 부르던 새까만 고양이나 정말 래시같이 생긴 콜리를 기른 적이 있는가? 어떤 사람은 시골 목장에서 애완동물로 사슴을 기를 수도 있었을 것이다. 시골에서 자란 사람은 우량동물 경연대회에서 상으로 받은 리본이나 먹는 것을 너무 밝혔던 돼지에 대한 기억을 되살릴 수 있을 것이다.

청소년기 청소년기는 가장 중요한 시기다. 중학교와 고등학교 졸업, 데이트, 처음 생긴 차 그리고 첫 아르바이트를 했던 일들이 이 시기의 중요한 사건이다. 또한 청소년기는 부모에게서 독립하여 어른으로 첫 발을 내딛는 시기이기도 하다.

- 어머니가 받은 교육에서 시작한다. 어머니는 고등학교를 졸업하였는가? 많은 사람이 이때에는 중학교만 다녔으므로 이 시기에 고등학교를 졸업했다면 상당한 교육을 받았음을 아는 것이 중요하다. 아마 가족 중에서 고등학교 졸업장을 처음으로 받은 사람이었을 수도 있고, 이 때문에 가족의 자랑이 됐을 수도 있다.
- 학교와 관련된 다른 사건을 찾아본다. 아마 어머니가 응원단장이었거나 받아쓰기 시험에서 상을 탔을지도 모른다. 고등학교 축제에 관한 것도 기록할 만하며, 사진첩에 있는 사진들은 추억을 떠올리게 하고 일대기 기록에 활용할 수도 있다.
- 교통수단에 대하여 물어본다. 그 시절 교통편이 특별한 기억을 불러일으킬 수 있다. 어머니는 버스를 탔는지, 자가용을 타고 갔는지 또는 눈길을 수십 리씩 걸어서 학교에 갔는지 물어본다. 처음 산 차는 어떤 종류였는지 알아본다. 캘리포니아의 한 주간보호센터 소장은 '나의 첫 번째 차'라는 대화 주제가 그 센터에서 가장 성공적인 프로그램이었다고 말했다. 기억력이 좋지 않은 환자들도 자신의 첫 차의 연식, 색깔 또는 처음 타이어가 펑크 났던 일 등을 기억하는 듯했다고 한다. 하루는 한 환자가 차의 접는 뒷좌석에 관한 기억을 떠올리자 젊은 담당자는 눈을 동그랗게 떴다. "그게 지진하고 관계가 있는 건가요?"라고 한 도우미가 묻기도 하였다.

- 첫 아르바이트 또는 첫 직장에 대해 물어본다. 직업은 대개 누가 어떤 사람인지 아는 가장 중요한 방법 중 하나다. 치매에 걸린 노인 대부분은 공황기나 제2차 세계대전 때처럼 일은 많이 하고 임금은 낮았던 어려운 시기에 일을 시작했다. 그러므로 첫 월급이 얼마인지 물어보는 것도 재미있을 것이다. 요즘 젊은 사람들은 일주일에 몇천 원을 받고 일했다는 이야기를 듣고 놀랄 것이다.
- 어머니의 첫 입맞춤에 대하여 물어보라. 이런 질문은 항상 웃음이나 미소를 떠올리게 하거나 얼굴이 빨개지게 만든다.

청년기 교육, 일 그리고 가족이 청년 시절을 차지한다. 어머니의 결혼과 자녀계획에 대하여 당신이 아는 것을 적어 본다. 조카나 사촌이 있었는지 알아본다. 이런 정보를 족보에 추가할 수도 있다.

- 어머니가 정규교육 외에 더 받은 교육이 있는지 알아보고 초기 직업이나 경력에 대한 내용을 추가한다. 많은 사람이 이 시기에 교육을 더 받기도 하고 일을 시작하기도 한다.
- 결혼에 관해서 빼놓지 말고 자세히 적어야 한다. 결혼은 인생의 전성기에 해당하며, 기록에는 결혼식에서 반지를 엉뚱한 손가락에 끼웠다든지 케이크가 뭉개졌다든지 하는, 결혼식과 관련된 재미있는 내용을 적는다. 모든 가족이 모여서 함께 찍은 결혼사진이 가족사의 가장 훌륭한 정보가 된다.
- 어머니의 직업이나 경력에 대해 많은 정보를 얻는다. 간호사였는지, 주부였는지, 예술가였는지, 메리 에디스처럼 비행사

였는지 알아본다. 어머니의 직업과 관련된 물건이나 정보를 찾아본다. 주부라면 요리에 관해 잘 정돈된 메모를 가지고 있을지도 모른다. 직업과 관계된 제복이 있다면 기억을 떠올리는 데 더 없이 좋은 단서가 될 수 있다.

- 가능하다면 어머니가 처음 장만한 집 사진을 포함시킨다. 주로 이 시기에 처음 자기 집을 장만하는데, 이는 대단한 의미를 갖는다. 어머니는 어쩌면 첫 달 집세가 얼마였는지 아직도 기억하고 있을지도 모른다.

중년기 한 사람의 중년기에 대한 이야기는 책 몇 권 분량일 수도 있지만 중요한 사건에 초점을 맞출 필요가 있다. 중년기는 어머니가 경력의 정점에 도달한 시기일 것이다. 퇴직할 때 직업은 무엇이었는가? 기록에 남길 만한 성과가 있었는가? 어머니의 정체성이 직업과 관련이 있었는지 아는 것은 중요하다. 어머니는 일에서 자신의 가치를 찾았는지, 가정에 중점을 두었는지, 아니면 양쪽 모두에 해당하는지 확인해 보아야 한다.

- 어머니의 취미가 무엇이었는지 또는 어떤 오락활동을 즐겼는지 알아본다. 이 시기쯤에 부업을 하기도 한다. 골프 애호가는 골프 경기를 떠올리며 이야기하고 그때 일에 대하여 화를 내기도 하면서 시간을 보낼 수도 있다. 만일, 어머니가 골프를 즐겼다면 홀인원을 한 적이 있는지 또는 경기에서 우승한 적이 있는지, 단체나 동호회에 가입했는지 등을 알아본다.
- 가족에 관한 최신 정보를 얻는다. 자녀는 결혼을 하였는가, 손자가 있는가, 최근에 가족이 모두 모인 적이 있었는가?

노년기 많은 사람이 퇴직 후에 취미나 다른 사회적 활동을 좀 더 적극적으로 할 기회가 생긴다. 한 달에 한 번 카드놀이를 하던 사람은 일주일에 세 번씩 즐길 수 있다. 또 연어 낚시를 이틀에 한 번씩 갈 수도 있다. 대다수의 사람이 정원 일을 좋아하므로 가장 좋아하는 꽃이 무엇인지, 정원에 야채가 정말 잘 되었는지 물어본다. 아마 어느 해에는 36kg짜리 호박을 수확했을지도 모르는 일이다.

- 어머니가 퇴직 후 활동적이었는지 알아야 한다. 미국 대통령이었던 지미 카터의 어머니인 릴리안은 68세에 평화봉사단에 가입하였다. 그녀의 자서전을 기록한 사람이 이 사실을 빼놓은 것은 정말 큰 실수가 아닐 수 없다.
- 어머니는 육체적으로 활동적인가? 일부 노인은 헬스클럽에서 시간을 보내기도 하고 자전거로 전국을 횡단하기도 하며, 주말마다 산행을 하기도 한다. 만일, 어머니가 현관에 놓인 의자에 앉아 세상을 바라보며 시간을 보냈다면 어머니와 하루 종일 함께 보낸 흔들의자에 대하여 언급하면서 어머니와 이야기를 나눌 수도 있을 것이다.
- 어머니가 평생 꿈꿔 오던 여행이나 해마다 찾아가던 여행지가 있는가? 특별했던 휴가는 치매환자의 기억 속에 생생하게 남아 있을 수 있다. 열대의 섬 또는 사막 속의 휴양지처럼 어머니에게 특별한 곳은 어떤 장소였는가? 일대기에 실을 만한 사진이나 기념품이 있는가?
- 어머니가 병원이나 지역의 비영리단체 또는 교회나 젊은이들을 위한 곳에서 자원봉사를 한 적이 있는지 기록한다.

- 어머니가 독서광이었는지, 그 시대에 새로운 기술을 배웠는지, 새 사업을 시작했는지 등도 기록한다.

퇴직한 사람 중 일부는 이 시기에 정규 교육이든 비정규 교육이든 배움을 계속함으로써 자신의 삶을 좀 더 풍요롭게 만들기도 한다.

일대기 쓰기 요령

훌륭한 일대기를 쓰기 위하여 다음과 같은 내용을 추천한다. 시간에 따라 나열하였지만 사건을 시기에 꼭 맞출 필요는 없다. 예를 들어, 군대생활을 한 사람도 있고 그렇지 않은 사람도 있기 때문이다.

□ 아동기

생일과 고향	부모와 조부모
형제자매	조기교육
애완동물	

□ 청소년기

출신 고등학교	가장 좋아했던 수업시간
친구들과의 관심사	취미와 좋아한 스포츠
첫 아르바이트	

□ 청년기

대학과 직장	결혼/관련된 사람들
가족	동호회나 위원회
처음 장만한 집	군대생활

□ 중년기

손자손녀	취미
일/가정에서 역할	동호회나 위원회
지역사회 참여	

□ 노년기

성취와 경력	취미
여행	가족

□ 기타 주요 사항

혈연	종교
수상 경력	특별한 재능이나 기술

기타 주요 내용

- 어머니의 문화적, 종교적, 혈연적인 배경에 관심을 갖고 이런 배경이 어머니의 인생에 어떤 영향을 주었는지 생각해 본다. 유대인인지, 율법을 지키는지, 영어가 외국어인지 또는 평생 모국어만을 사용했는지, 문화유산을 기념하는 특별한 가족 전통이 있었는지, 어머니의 할아버지는 캘리포니아가 아직 멕시코 땅일 때 이주해 왔는지 또는 종교에 대한 강한 믿음 없이 살지는 않았는지 기록한다. 아마 어머니는 복음성가를 들으면 오히려 불편해할지도 모른다.
- 어머니의 수상 경력이나 성취에 대해 기록한다. 상을 받거나 일등을 하는 것은 개인에게 다른 기억보다 더 오래 남는 법이다. 그러므로 어머니가 '올해의 스승' 또는 '올해의 자원봉사자'로 뽑혔거나 축하할 만한 수상 경력이 있는지 기록해야 한다.

- 어머니나 다른 가족에게 그 밖에 기록할 만한 중요한 것이 있는지 물어보아야 한다. 어머니가 아주 좋아하거나 아주 싫어한 것이 있었는가? 한 주간보호센터에서 이 같은 질문에 한 환자가 '공화당원.' 이라고 대답하고 같은 그룹의 다른 환자는 '민주당원.' 이라고 대답하는 것을 들은 적이 있다. 우리는 그날 정치에 대한 대화를 피하려고 애썼다.
- 어머니가 자주 사용하는 특별한 말이 있는지 알아본다. 어떤 사람들은 '천만에요.' 라든지 '백지장도 맞들면 낫다.' 와 같은 자기만의 특징적인 말투나 자주 쓰는 어구가 있게 마련이다. 이런 내용을 환자의 일대기에 추가한다.
- 좋아하는 음식도 빼놓지 말아야 한다. 많은 사람이 음식에 대하여 생각하면서 시간을 보낸다. 특별한 요리법이나 가족을 대표하는 요리법을 아는 것에 자부심을 갖기도 한다. 음식은 환자에게 즐거움을 주며 감각적인 기쁨을 선사한다.
- 어머니가 즐겨 부르던 노래나 좋아하는 음악에 대하여 기록한다. 환자가 클래식, 재즈 또는 팝 중에서 어떤 것을 좋아하는지 알고 좋아하는 음악을 들려주는 것이 중요하다.
- 어머니가 가장 좋아하는 색깔이 무엇인지 생각해 보라. 환자도 색깔에 반응을 보이며 좋아하는 색깔의 옷이나 물건으로 둘러싸여 즐거워하는 것을 종종 볼 수 있다.
- 어머니가 여성 또는 남성과 잘 어울렸는지 기록한다. 어떤 사람은 이성보다 동성을 더 좋아하는 경우가 있다. 어머니는 여자 친구 또는 남자 친구만 있었는가?
- 어머니만의 특별한 재능을 기록한다. 예를 들어, 환자는 알츠하이머병 때문에 새로운 노래를 배울 수는 없지만 수년간 불러 온

아름다운 옛 노래를 여전히 잘 부를지도 모른다. 그 밖에 요리, 바느질, 그림 또는 예술작품을 만드는 재주가 뛰어났는지 기록한다.

- 치매가 생기기 전까지 어머니의 전반적인 성격을 기록한다. 예전의 성격은 흔히 그대로 유지되므로 이런 정보는 매우 유용하다. 어머니는 낙천주의자였는가 아니면 비관론자였는가? 문제가 생기면 어떤 식으로 풀어 나갔는가? 스트레스는 어떻게 해결하였는가?
- 정기적으로 환자의 일대기를 수정, 보완한다. 결혼이나 가족 간의 재회 또는 새롭게 손자가 태어나는 등 새로운 가족사가 있는가? 어머니가 여행을 다녀오셨는가? 가족이 어머니에게 새 애완동물을 사 드렸는가? 등등 새로운 사건을 추가한다.
- 환자에게 도움이 되는 특별한 방법이나 행복한 순간을 기록한다. 이런 내용을 어린 시절에 기록할 수도 있지만 일대기의 모든 면에 다 활용하는 것이 좋다. 일대기는 환자에게 특별히 고통스러운 주제, 피해야 하는 중요한 정보 등에 대한 경고도 포함해야 한다.

기록 내용을 풍요롭게 하는 질문

내부를 들여다보면 귀중한 것을 얻을 수 있다. 특이한 질문을 해 보면 삶에 대한 환자의 생각을 알 수 있다. 친구나 가족 또는 환자 자신에 대하여 물어본다. 이런 질문의 목적은 치매가 생기기 전 환자의 생각을 알아보는 것이므로 과거 시제를 사용해야 하지만 가능하다면 현재의 생각을 알아보는 것도 좋다.

- 환자는 설날을 어떻게 보냈는가? 이런 질문은 환자가 설날에 거리를 돌아다녔는지 아니면 친구들과 같이 어울렸는지 또는 집에서 책을 읽었는지 알 수 있게 해 준다.
- 환자가 가장 좋아한 책은 무엇인가? 추리소설을 좋아했는지, 셰익스피어를 좋아했는지, 성경을 주로 읽었는지, 시를 좋아했는지 또는 자동차 수리에 관한 책을 읽었는지, 일 년에 한 번씩 발행하는 농사 정보에 관한 잡지를 읽었는지 알아본다.
- 환자가 사막에 갇히게 된다면 가져가고 싶은 것 세 가지는 무엇인가(음식, 마실 것, 집은 있다고 가정하자)?
- 환자의 책상은 잘 정돈되어 있었는가(환자가 책상이 없었다면 부엌 선반이나 책상 서랍, 공구함 또는 창고의 상태를 묻는다)?
- 환자는 인생을 물이 반쯤 찬 컵이라고 생각했는가 아니면 반이 빈 컵이라고 생각했는가?
- 환자는 첫 월급을 저축했는가 아니면 금방 써 버렸는가?

환자의 삶에 대한 기록을 어떻게 이용할 것인가

일대기를 쓰는 것이 예술이라면 이를 활용하는 것도 예술이다. 일대기에 적힌 이야기가 도움이 되는 몇 가지 예를 적어 본다.

환자가 다른 사람을 더 잘 알아볼 수 있도록 하는 용도 치매의 정도에 따라서 환자는 가족, 친구, 고용한 간병인 또는 요양시설 담당자를 알아보기도 하고, 그렇지 못한 경우도 있다. 알아보지 못하면 상호관계를 맺기 시작하는 순간이 어려워진다. 환자는 '나에게 접근하는 이 여자가 누구지? 나를 해치려고 하는 건 아닌가?' 등의 생각을 하면서 두려움을 느낄 수 있고, '내가 아는 여자인가? 그렇지만 나는 누군지 모르는데…….' 하는 생각이 들면 당황하게 되거나 아니면 아예 반응을 보이지 않을 수도 있다.

이때 환자 일대기를 이용하면 환자가 사람들을 잘 알아보게 할 수 있다. 예를 들어, 주간보호센터에서 간병인은 환자에게 "안녕하세요, 호버트 씨? 농장 일은 요즘 어때요? 동호회 친구가 당신을 기다리고 있어요."라고 말을 걸 수 있다.

이처럼 일대기에 적혀 있는 사실들이 환자의 마음을 편하게 만들어 준다. 그러나 안타깝게도 가족이 환자에게 "엄마, 저 왔어요. 엄마 아들 토니예요."라고 말해야 하는 경우도 있다. 환자의 마음을 편하게 해 주고 치매로 인한 상실을 보충하는 것이 중요하다.

환자를 다른 사람에게 소개할 때 활용하기 소개는 두 가지 목적을 갖는다. 첫째는 환자의 자존심을 세워 주고 환자가 상대를 미소로 맞게 하며, 불편한 상황에서 환자를 편안하게 만들어 준다. 둘째는 환자도 사회의 소중한 일원으로서, 그리고 알아 두면 좋을 그런 사람으로 상대방에게 소개된다는 점이다. 장기요양시설에서 환자를 부를 때 이름만 부르는 게 좋은지 아니면 '김 선생님' 처럼 성만을 사용하는 게 좋을지 논란이 많다. 우리 생각은 치매환자는 이름을 더 오래 기억하기 때문에 이름을 부르는 게 더 좋다고 생각하지만, 환자의 삶의 기록은 이 문제에 대하여 중요한 정보를 제공한다. 예를 들어, 형식을 중요하게 따지는 지역 출신이라면 환자는 '김 선생님' 또는 '박 선생님 부인' 등 좀 더

손쉽게 시작하기

당신이 일대기를 쓴다는 생각에 겁을 먹었다면 알츠하이머병 자문역을 하는 디 칼슨의 방법을 써 보는 것이 좋다. 주말에 환자를 대신 돌보게 된 친구나 가족 또는 간병인에게 작은 메모지에 중요한 사항을 적어 준다. 환자를 부를 때 뭐라고 하는지, 환자의 고향은 어디인지, 환자가 좋아하는 것은 뭐고 싫어하는 것은 무엇인지, 아침에 커피를 어떻게 마시는지 등등. 이런 모든 사실이 환자와 상대방을 잘 연결해 주어서 더 좋은 간호를 할 수 있도록 해 준다.

생애 기록 '요정카드'

제임스 스미스 나이:____세

(제이 알이라고 부르는 것을 좋아함)

- 옷입기 전에 크림 조금과 각설탕 한 개를 넣은 커피를 마심
- 목욕하는 모습을 남에게 보이기 싫어하므로 수건을 가까이 걸어 놓을 것
- 콩, 아욱, 시금치를 싫어함
- 야구를 좋아함
- 농담을 좋아하고 스스로 가끔 농담을 하기도 함

정중하게 불리기를 원할 것이다. 또는 판사나 박사처럼 직업과 연관된 소개도 가능하다. 자기 이름은 알츠하이머병 환자가 가장 마지막으로 잃어버리는 기억 중 하나다. 그러므로 환자가 좋아하는 호칭으로 자주 이름을 불러 준다. 그것이 가장 적절한 이름이 될 것이다. '아빠' 또는 '언니' 처럼 관계를 나타내는 이름도 좋다.

> 여기 내 친구 에디스 헤이스를 소개합니다. 우리는 수년 동안 둘도 없는 친구였습니다. 맞지, 에디스? 에디스는 훌륭한 간호사였고, 훌륭한 정원사, 어머니, 할머니 그리고 증조할머니입니다.

장기요양시설에서 요령 좋은 놀이지도 선생님이 요양시설 거주자나 주간보호센터 참석자에게 놀이나 프로그램 참석을 위하여 이런 소개 방법을 이용할 수 있다.

기억하기 환자에 대한 체계적이며 훌륭한 일대기를 활용하는 가장 큰 장점은 기억을 가능하게 한다는 것이다. 추억과 옛날 일을 함께 이야기하며 즐거워할 수 있고, 지난 일을 아주 자세히 또는 약간 부풀려서 들을 수도 있다.

알츠하이머병 환자도 추억을 떠올리며 즐거워할 수 있다. 오래된 가족사진을 바라볼 때 힌트를 조금 주면 환자는 가족의 이름이나 관계를 기억해 낼 수 있을 것이다. 그렇지 못하다면 사진으로 그 시대의 유행에 관하여 "엄마, 여자들이 쓴 모자 좀 보세요."라고 이야기할 수도 있고, "엄마, 이 여자가 하고 있는 목도리가 진짜 여우 털일까?" 하고 사진에 있는 흥미로운 항목에 초점을 맞출 수도 있다. 환자에게는 부모 그리고 조부모에 대한 인상이 생생하게 남아 있는 경우가 많다.

> 메리 버매스터의 할아버지는 시골에서 존경받는 의사였으며, 환자는 이를 자랑스러워했다. 주간보호센터의 담당자들이 할아버지 이야기를 해 달라고 하면 할아버지에 대한 자세한 이야기는 들을 수 없지만 그 시절의 일반적인 시골 의사에 대한 이야기는 들을 수 있다. 아기를 받는 일, 검정색 왕진가방, 환자가 자기 전화를 의사가 받았으면 하고 희망했던 일 등에 대하여 이야기를 한다. "메리, 나는 당신 할아버지가 첫 환자 전화를 받은 것이 세기가 바뀌던 때라고 말한 것을 기억해요."라고 하면서 될 수 있는 한 환자의 할아버지에 대해 자신들이 알고 있는 세부사항을 이야기에 포함시킨다.

어린 시절 이야기, 특히 어린 시절의 짓궂은 행동에 대한 이야기는 환자를 즐겁게 한다. 대학교수로 퇴직한 환자에게 어려서 어떻게 학교를 빼먹곤 하였는지 말하면서 놀리면 환자를 웃게 만들 수 있다. 또는 삼촌 모자를 굴뚝에 감추었다가 굴뚝이 막혀 연기가 집 안에 가득했던 일을 떠올릴 수도 있다.

> 마거릿 브루베이커는 주사위 놀이를 하던 때를 추억하곤 한다. 그녀는 아들 짐에게 주사위 놀이를 가르치기도 하였다. 방문객을 맞을 때 항상 엄중하게 행동하였던 환자에게 어울리지 않는 숨겨진 취미에 대하여 이야기하는 것은 매우 재미있는 일이다.

단서와 힌트를 이용한 매끄러운 의사소통 환자의 일생에 대하여 아는 것은 환자가 무슨 말을 하는지 이해하게 해 주는 단서를 제공하기 때문에 의사소통을 원활하게 한다. 예를 들어, 환자가 "집에 가야 해요. 애들이, 너무 늦었어요." 하고 말할 때 환자의 인생을 잘 아는 간병인이라면 그녀가 항상 가족을 위해 훌륭한 저녁식사를 준비하던 가정주부였음을 상기하게 될 것이다. 그리고

"캐롤, 걱정 말아요. 내가 이미 맛있는 저녁을 차려 놓았어요. 오늘 저녁에는 그냥 쉬시면 돼요." 하고 말할 것이다.

환자의 삶에 대한 일대기는 필요한 단서를 제공해 주어서 환자가 말을 끝낼 수 있게 도와준다. 환자가 "나 애들 아버지에게 전화해서……."라고 말하고 나서 남편 이름이 생각나지 않아 곤란해하면 "김 선생님 말씀하시는 거예요?" 하면서 이름을 말해 줄 수 있다. 환자가 어린 시절에 대해 이야기하지만 구체적인 일을 말하지 못하면 "엄마, 왈라왈라처럼 아름다운 도시에서 어린 시절을 보내는 것은 정말 좋은 일이지요? 그렇게 아름다운 밀밭이랑 달콤한 양파 밭으로 둘러싸인 곳에서 어린 시절을 보냈으니 엄마는 정말 행운을 타고났어요."라고 말하며 도와줄 수 있다.

> 에블린 탈보트는 이야기하는 것을 무척 좋아한다. 누군가 일, 애완견, 춤추기 좋아하는 그녀의 취미 그리고 환자가 좋아하는 산책에 대하여 이야기를 꺼내기만 하면 눈을 빛낸다. 환자는 몸짓으로 의사를 표현하곤 하였는데, 손으로 "더 이야기해 봐요, 계속해요." 라고 표현할 때 환자에 대하여 잘 알고 있는 사람이라면 대화를 이끌어 나가기가 쉽겠지만 그렇지 못한 경우에는 대화가 이어지지 못하고 금방 끝나 버린다.

에블린은 대화를 계속 이끌어 나가기 위하여 다른 사람의 도움이 필요하다.

환자의 삶에 대한 일대기를 이용하여 적절하게 행동하기 환자에 대한 일대기는 환자의 관심을 끌고, 긍정적이고 즐거운 반응을 이끌어 낼 수 있는 단서를 제공한다. 즉, 환자의 재능에 대한 단서를 일대기에서 찾아볼 수 있다. 예를 들어, 알츠하이머병이 생긴 회계원은 복잡한 거래를 처리할 수는 없지만 덧셈하는 일을 도와주며 기뻐할 것이고, 퇴직한 도서관 사서는 잡지와 사진 정리를 도와줄 수 있을 것이다. 주부였던 환자는 과자를 굽거나 빨래 개는 일을 도와줄 수 있다. 신발 판매 영업사원이었던 환자는 도매상 세일 전단을 보는 것을 좋아하고 새로운 주문 내용을 정리하는 것을 기꺼이 도와줄 것이다. 가능성은 말할 수 없이 많다.

> 글래디스는 성인주간보호센터에서 좋아하는 퀼트를 하고 있다. 자원봉사자와 함께 천을 고르고, 잘 어울릴 색을 결정하고, 조각을 자르고, 바느질하며 즐거워한다. 퀼트에 관심 있는 다른 사람들도 동참하게 되면서 퀼트는 글래디스의 정기적인 일상사가 되었다.

글래디스가 자신이 한 퀼트작품을 가지고 집에 가면 가족은 수년 동안 그가 해 온 모든 일과 함께 퀼트작품에 대하여 이야기하곤 한다. 많은 주간보호센터에서 공통적인 이런 종류의 활동은 그 자체가 가정에서도 좋은 활동이 될 수 있다. 이것은 친구나 이웃뿐만 아니라 아이들까지도 참여할 수 있기 때문이다.

일대기는 볼거리와 이야깃거리에 대한 풍부한 자료를 제공한다. 환자가 미술작품을 만들거나 우표를 모으거나 그림을 그리거나 볼링에서 우승을 하는 등, 기록에는 이런 모든 이야기가 실려 있고 하나하나를 추억거리로 활용할 수 있다. 주간보호센터에서는 오래된 넥타이 수집품을 보며 스타일, 색깔, 너비 등이 유행에 따라 변하는 것에 대하여 이야기하고 웃으며 오후를 보낼 수 있을 것이다.

환자가 성취한 것에 대하여 알아보기 치매환자에게 예의를 표하는 한 가지 방법은 그들이 과거에 이룬 것을 기억하는 것이다. 일대기를 보면 이런 사실을 알 수 있다. 예를 들어, 모든 부모는 자기 아이들에 대한 좋은 추억을 이야기하고 싶어 한다. 환자의 손자가 어린이 리그 챔피언이 된 것을 모두에게 알리거나 환자의 딸이 승진한 것을 함께 축하해 줄 수 있다.

> 잭 쿠퍼는 시러큐스 대학에서 4년 동안 조정팀의 일원이었다. 그는 배의 키잡이로서 자신의 중요한 역할을 떠올리며 즐거워했다. 키잡이로서 그는 제일 끝에 앉아서 배의 키를 조정하는 신호를 맡았다. 우승을 위해 팀을 이끌어 가는 것이 얼마나 감격적이던지!

잭이 그때 일을 떠올리면 즐거워하므로 간병인은 이것을 이용할 수 있다. 당신이 돌보는 환자의 인생에 당신이 이용할 수 있는 무언가가 있는지 생각해 보라.

환자의 일대기를 이용하여 힘든 상황을 피하기 힘든 상황은 대개 너무 시끄러운 손자들과 함께 둔다든지, 대답하기 어려운 질문을 한다든지, 환자에게 뭔가를 억지로 시키려고 밀어붙이는 것 같은 뚜렷한 선행요인에 의하여 유발된다. 그러나 때로는 이유를 알기 힘들거나 환자의 인생에 깊이 뿌리를 둔 일 때문에 문제행동이 생기기도 한다.

때로는 부주의하게 슬픈 추억을 건드려서 문제행동을 유발하기도 한다. 예를 들어, 환자가 배 사고로 가족을 잃었는데, 누군가가 자신의 새 배 사진을 환자에게 보여 줌으로써 문제가 생길 수 있다. 환자는 자신의 감정을 설명할 수 없기 때문에 문제행동을 일으키거나 완전히 의존적으로 변할 수 있다. 이런 경우, 환자에 대한 기록이 없다면 왜 배에 대한 이야기가 환자를 화가 나게 만들었는지 도저히 이해할 수 없을 것이다.

> 브레바드 크리필드는 직장에서 사장이었다. 그는 함께 노래 부르기 시간을 매우 좋아했는데, 어느 날 그 시간에 몹시 화를 냈다. 그 날 노래 선생님은 아름다운 목소리로 맨 앞에서 강한 지도력을 보이며 노래를 가르쳤다. 그러나 그는 직선적이었고 평생 다른 사람들 앞에서 이끌어 온 환자에게 이래라 저래라 하는 실수를 하였다.

노래 선생님이 앞에 서는 대신 피아노 앞에 앉아 노래를 지도했다면 크리필드의 문제행동은 나타나지 않았을 것이다. 간단한 처방으로 크리필드는 조용해졌고 프로그램을 계속 진행할 수 있었다.

과거의 일상 재현하기 어떤 환자에게는 매일 미사에 참여하거나 산보를 하거나 오후 2시면 차를 마시거나 하는, 매일매일 하던 규칙적인 일이 있을 것이다. 이런 일상적인 습관을 치매간호에 이용할 수 있다.

커피 한 잔과 함께 조간신문 읽는 것을 즐겼다면 환자가 하루를 그렇게 시작할 수 있도록 해 주어야 한다. 환자는 신문을 다 읽지

> **성공을 위한 조언**
>
> 환자가 그의 인생에 대하여 무언가를 잘못 알고 있다면 잘못 알고 있는 것을 강조하지 마라. 대신 이야기 중 사실인 것에 대하여 잘 이해하고 받아들일 수 있어야 한다.

못할 수도 있고 읽은 내용을 이해하지 못할 수도 있지만 단순히 신문을 집어 들고 한 장 한 장 넘기는 것 자체가 상징적인 의미가 있다. 신문을 읽는다는 것은 다른 사람에게 환자가 교육을 받은 사람이며, 정보에 밝고 세상일에 관심이 있다는 것을 나타낸다. 환자에게 커피 한 잔을 주는 것은 선물이며, 사회적인 교감이다. 그러므로 커피의 따뜻함과 냄새가 긍정적인 생각을 불러일으킬 것이다. 가족이 이런 규칙적인 일상을 찾아내면 환자가 바쁘고 아주 만족스런 상태로 아침을 보낼 수 있다.

> 낸시 젝만은 시골 길을 운전하는 것을 가장 좋아했다. 낸시는 오후 4시면 남편 프레드의 파란 트럭에 올라가서 "프레드, 출발해요." 하고 말하곤 하였다.

시골 길을 운전하는 것은 낸시와 프레드 모두 좋아하는 일이다. 이 일은 오후가 되어 낸시가 피곤해지기 시작하면서 생기는 불안감을 가라앉히는 데도 효과가 있었다.

간호의 영역과 자원을 다채롭게 하기 일대기는 가족, 직원, 주간보호센터 책임자 또는 환자의 과거 재산관리인 등을 떠올리게 한다. 환자는 지역사회모임이나 사교모임에 자원봉사를 한 적이 있을 것이며, 어떤 경우에는 특수부대나 경찰, 소방대 또는 무역조합의 일원이었을 수도 있다.

환자 가족에게 도움을 주는 단체나 자원봉사자의 명단을 만들어 보라. 지역 소방대는 퇴직 소방관에게 근무에 사용하지 않는 소방차를 타게 할 수 있고, 교회에서는 매주 환자를 방문할 사람을 정해 줄 수도 있다.

주간보호센터 담당자는 낸시 제크만이 테니스를 무척 좋아한다는 것을 알기 때문에 환자를 위해 친구가 되어 줄 만한 사람을 그 방면에서 찾았다. 렉싱턴 테니스 동호회에서 그녀의 상대가 되었던 사람들과 접촉을 했고, 낸시의 친한 친구인 조디 볼룸이 주간보호센터로 일주일에 한 번씩 낸시를 방문하기로 약속했다. 조디는 낸시와 같이 나눌 이야깃거리가 많고, 여러 가지 일을 같이 경험하였기 때문에 환자가 안심하고 편안하게 느꼈다.

일대기의 예: 레베카 매스니 릴리의 일대기

레베카의 가족은 환자의 일대기를 쓰기 위하여 자료를 모았다. 이것은 나중에 '도움의 손길' 이라는 성인주간보호센터에 환자가 가게 되었을 때 많은 도움이 되었으며, 켄터키의 렉싱턴에 있는 기독건강센터라는 장기요양시설에 입주한 후까지 유용하게 활용되었다. 레베카의 일대기는 매일 간호를 하면서 가족이나 간병인이 어떤 이야기를 하고, 무엇을 살펴야 하고, 어떤 것을 축하해야 하는지 등등 일대기에 기록된 이야기를 어떻게 사용하는지 보여줄 것이다. 이야기를 활용할 수 있는 용도를 활자체를 바꾸어 표시하였다. 이런 방법으로 당신의 친구나 가족의 일대기를 쓸 수 있다.

레베카는 1925년 1월 8일 엘시 아놀드와 매스니 사이에서 장녀로 태어났다(첫째 아이의 의무 또는 부담에 대해 이야기한다). 그녀는 양쪽 집안에서 첫 손녀였다(독특한 가족사). 레베카와 18개월 어린 하나뿐인 여동생 메리 프란시스는 어려서부터 매우 가까웠고 친한 친구처럼 지냈다(어릴 적 이야기를 좋아한다). 레베카가 세 살밖에 되지 않았을 때 어머니가 돌아가시는 바람에(슬픔의 시작) 할아버지와 할머니가 레베카와 여동생의 부모 노릇을 하셨다.

레베카는 할아버지와 할머니의 사랑을 많이 받았고 이름도 할아버지와 할머니의 이름을 따서 지었다(할아버지와 할머니의 이름에 대하여 말하기). 할머니는 1892년 오스트리아에서 미국으로 왔고, 일부 친척은 아직도 오스트리아에 산다(오스트리아 전통에 대하여 이야기하기). 어린 두 자매는 조부모의 농장을 가로지르는 작은 시내에서 평화롭게 지냈다. 더운 여름날에는 시내에 사는 개구리나 올챙이 잡는 것이 가장 행복한 시간이었다. 가을이 되면 농장의 수많은 나무에서 떨어진 호두와 밤을 주웠다(밤 줍기에 대하여 추억하기, 밤의 맛과 용도에 대하여 이야기하기).

자매에게만 타는 것을 허락했던 말을 비롯해서 할아버지는 많은 동물을 기르셨다. 그 말은 매우 느리고 침착해서 어린 자매를 태워도 안심이 되었다. 어느 날 그렇게 믿었던 말이 갑자기 놀라서 빨리 달리는 바람에 자매는 공포에 떨어야 했다. 레베카는 무서웠던 그 순간과 이웃이 그들을 구해 주었을 때 얼마나 행복했는지를 기억하였다(큰 영향을 끼친 기억에 남는 이야기이므로 반복해서 활용할 수 있다).

레베카는 학교에서 친구가 많았다(학창시절과 관련된 사진을 모아 붙인다). 가장 좋아했던 놀이는 친구들과 함께 한 술래잡기였다(레베카는 게임을 좋아했다-셔레이드 게임을 해 볼 수도 있다). 레베카가 1학년 때 자기 반 아이들 전부와 방과 후 모임의 아이들을 모두 집으로 데려온 적이 있다(이 일에 대해 이야기하며 환자를 즐겁게 할 수 있다). 이 일은 할아버지와 할머니를 무척 놀라게 했다. 아이들 모두 농장에서 즐겁게 놀기는 하였지만 레베카는 그렇게 많은 친구는 초대하기 전에 허락을 먼저 얻어야 한다고 꾸중 들은 것을 기억하고 있었다

(그때와 지금의 양육방식에 대하여 이야기해보기).

레베카와 메리 프란시스는 저녁 식사 후에 할머니를 도와 설거지를 하곤 했다. 그들은 누가 설거지할 차례인지를 두고 다투곤 하였다(집안일에 대한 추억).

레베카가 성장함에 따라 엄마에 대해 궁금해하였다. "어떻게 생기셨나요?", "왜 내가 그렇게 어릴 때 돌아가시게 되었나요?" 아버지는 재혼을 하였고, 샘과 얼이라는 두 남동생이 생겼다. 할아버지와 할머니가 더없이 훌륭한 부모가 되어 주셨지만 레베카는 때로 어머니에 대하여 잘 몰라서 슬퍼지곤 했다(환자가 슬퍼하면 이 일을 기억해야 한다. 오래된 일을 기억할 수 있다).

어린 소녀였을 때도 레베카는 목표가 뚜렷하였다. 그녀는 아닌 것은 절대 아니라고 대답하는 단호한 기상과 자아를 가졌다(부정적인 면보다 긍정적인 면을 이야기한다). 이런 강한 정신이 그녀를 그녀답게 해 주었다. 그녀는 항상 도움이 되는 존재가 되기를 원했고 절박하게 도움이 필요한 사람들에게 특히 그랬다(생산적인 면을 유지할 수 있게 한다). 그녀는 우수한 학생이 되기 위해 항상 노력하였다(동기가 확실하고 목표가 뚜렷하며 남을 돕고 싶어 하는 성격상의 특징). 젊은 시절에 레베카는 교회의 일원이었고 교회에서 후원하는 청년기독모임에서 활동하였다. 종교적인 신념이 그녀의 정신을 충만하게 하였고 남을 돕겠다는 의지를 갖게 하였다. 그녀는 공공연히 자신의 목표가 간호사가 되어 선교사로 봉사하고 목사와 결혼하는 것이라고 말했다(종교가 환자에게 매우 중요하다).

스탠포드 고등학교 시절, 레베카는 밴드부로 활동하였다(아직도 환자가 악기를 연주할 수 있는지 확인해 본다). 소녀연맹 단원이기도 하였으며, 우등으로 졸업하였다(축하해 줄 수 있는 기회). 졸업 후에 켄터키의 렉싱턴에 있는 굿사마리탄 병원의 간호사 교육프로그램에 들어갔다. 학생 간호사의 신분으로(간호사였음을 상기시키고 간호사가 된 것을 칭찬한다) 그때 환자로 입원해 있던 남편을 만났다(처음 만났을 때 재미있었던 일에 대한 이야기). 그 당시 학생 간호사는 결혼 후에 학교를 다닐 수 없도록 되어 있었지만 레베카는 신념을 잃지 않았고(얼마나 신념이 강했는지) 그 병원에서 처음으로 결혼한 학생 간호사가 되었다(중요한 성취에 대하여 기록).

레베카는 1945년 4월 20일 기독교회의 목사로 내정된 조 라일리와 결혼하였다(결혼식에 대한 이야기). 그녀는 남편의 부임지에 따라 미국 전역으로 이사를 다니면서 교회에서 어린이와 청년들에게 성경을 가르쳤고 교회의 모든 활동을 적극적으로 후원하였다(지도자로서 재능에 대한 칭찬). 전국적으로 그녀의 능력을 살릴 수 있는 기회가 주어진 것은 큰 영예가 아닐 수 없다(이때가 그녀에게 행복한 시간이었음).

레베카는 인디애나의 코코모에 살 때 올해의 어머니상을 받았고, 일리노이 목사부인회 대표직을 맡았다. 이런 영광은 그녀에게 매우 특별했다. 레베카는 남을 돕고자 하는 의지를 지역사회에 잘 활용하였다. 수년 동안 소녀연맹 대표직을 맡기도 하였다(지역사회에 공헌한 그녀의 삶을 칭찬).

레베카와 조는 루신다, 조에타 그리고 루이스라는 세 자녀의 부모가 되었다(자녀의 이름이 대화거리가 될 수 있음). 루신다와 그녀의 아들 조시는 워싱턴에서 산다. 조에타는 윌리엄 패리스와 결혼하여 북부 캐롤라이나에서 산다. 루이스와 그의 아내 조이는 이안, 트리스탄 그리고 그랜트라는 세 아이를 두었고 테네시에서 산다. 레베카는 항상 가족중심적이었으며 가족이 먼저였다(그녀가 가족을 특별하고 자랑스럽게 여기는 것에 대한 가족의 생각).

레베카와 조는 미시간의 크리스탈 호수 근처에 오두막을 가지고 있다. 여름마다 가족은 그곳에서 휴가를 보냈다(그때 사진, 기억 또는 재미있는 일화). 출발 한 시간 전에만 미리 알려 주면 레베카는 짐을 싸고 휴가 갈 준비를 완료하였다. 오두막은 호수에서 엎어지면 코 닿을 정도로 가까웠다. 수영과 배 타기를 하면서 가족이 함께 즐거운 시간을 보냈다. 가족과 친구들이 해마다 오두막으로 찾아왔다. 친구들과 라일리 가족은 호수 근처로 함께 소풍을 가기도 했다. 레베카가 가장 좋아하는 일 중 한 가지는 여름날 아침 소풍을 나가는 것이었다. 근처의 모래 언덕은 굉장히 높아서 소풍이 끝나면 기어 올라갔었다(다른 사람이 먼저 언덕 꼭대기에 올라가는 것을 참지 못했던 것을 이야기하며 놀린다).

요리는 레베카에게 예술이었다. 어디에 살든지 그 지역 고유의 음식 만드는 법을 배웠고, 지역사회 방문객들에게 이런 전통음식을 대접하는 것을 즐거워했다. 레베카의 두 가지 장기는 팝콘 케이크와 감으로 만든 푸딩이었다(요리법에 대해 묻거나 흔하지 않은 요리의 맛에 대하여 물어보면 기뻐할 것이다). 레베카는 500명이나 되는 하객을 대접할 요리를 준비하기도 하였다. 얼마나 큰일인가!

1972년 레베카는 간호학 석사학위를 따기 위해 학교에 다녔고 1974년 스폴딩 대학에서 교육학 박사학위를 받았다. 그녀는 1984년 7월 알츠하이머병으로 진단받을 때까지 간호학과 학생들을 가르쳤다. 스폴딩 대학, 제퍼슨 대학 그리고 센트랄리이 대학에서 교수로서 그녀의 타고난 재능을 발휘하였다(가르치는 방법에 도움이 되는 것들을 시도해 보는 것도 좋아할 것임).

아이들이 다 성장하고 나서 조와 레베카는 영국, 스코틀랜드, 오스트레일리아, 뉴질랜드, 이스라엘, 요르단, 중국, 러시아, 오스트리아 그리고 유럽의 여러 나라를 여행하였다. 오스트리아에서 할머니 댁을 방문하여 레베카의 꿈을 이루었다(사진, 추억).

레베카는 고전음악, 뜨개질, 바느질, 독서 그리고 집안 꾸미기도 좋아하였다. 그녀는 가장 좋아하는 '놀라운 주의 은혜'를 흥얼거리곤 하였다. 그녀의 애완견인 콜키는 늘 친구였으며, 특히 알츠하이머병을 진단받고 나서는 더욱 중요한 친구가 되었다. 콜키는 그녀가 어릴 적 키운 개인 브라이어를 떠올리게 했다(모든 좋은 추억).

레베카가 알츠하이머병을 진단받았을 때 그녀는 자신의 병명을 알리고 싶어 했다. 환자는 진단에 대한 자신의 감정을 할 수 있는 한 공개적이고 솔직하게 다른 사람과 함께 나누고 싶어 했다. 레베카는 다른 사람에게 도움이 된다면 그녀가 할 수 있는 모든 것을 하고 싶어 했다.

인생에서 그녀가 맡은 역할을 엮는 것이 실마리다. 그녀는 항상 교사였고 알츠하이머병을 진단받은 후에도 가르치는 일에 최선을 다했다. 레베카는 다른 환자와 달랐다. 병의 원인을 밝히는 데 도움이 되는 연구에 참여하였고, 알츠하이머병의 세계에서 산다는 것이 어떤 건지 알고 싶어 하는 다른 사람에게 자신의 경험을 말해 주었다.

레베카는 1999년 8월에 사망하였다. 그녀의 장례식에서 "레베카는 전 세계에 있는 많은 그녀의 제자들의 삶 속에서 영원히 살 것입니다."라는 추도사가 발표되었다. 그녀는 이 책을 통해서 영원히 살아 있으며 힘과 용기의 상징이 될 것이다.

결 론

애틀랜타에 있는 치매 특별요양원의 대표인 윌리엄 스몰 씨는 자신과 요양원 담당자는 사망한 환자의 일대기를 읽으며 새롭고 놀라운 사실을 배운다고 말하였다. 스몰 씨는 환자에 대하여 자신들이 당연히 알아야 할 것을 알지 못하고 환자의 느낌을 이해하지 못해서 화도 나고 좌절하였다고 한다. 담당자들은 환자들의 인생 이야기를 더 빛나게 해 주고 더 풍요롭게 만들어 준 가족에게 머리 숙여 감사하였다.

현재 스몰 씨는 간호의 질이 말할 수 없이 좋아진 것을 느낀다고 한다. 그는 "우리는 이제 사랑과 애정 그리고 상실에 대한 슬픔으로 가득한 환자의 일대기를 읽지만 환자의 과거에 대하여 놀라지는 않습니다."라고 말한다. 어머니의 별명을 기억해 주는 담당자들에게, 자녀 이름을 기억하며 안부를 묻는 간호조무사에게, 환자의 방에 걸린 아름다운 뜨개질 장식에 찬사를 보내는 간호사에게, 접수대 앞을 지나가는 환자가 과거에 이룬 일들을 이야기할 수 있는 접수창구 직원들에게 가족은 고마워한다.

이런 일들이 치매요양센터에서 치매환자와 담당자를 연결해 주는 작지만 소중한 순간이 되는 것이다. 이를 위해 돈이 드는 것도 아니며 규칙이 필요한 것도 아니고 고도의 기술이 필요한 것도 아니다. 다만, 요양센터의 담당자들이 할 일은 간호하는 데 있어서 환자에게 가장 좋은 친구가 되어 주는 것뿐이다.

가장 좋은 친구되기

- 아주 어렸을 때 일부터 자료를 모은다.
- 일대기에 기록할 이야기를 모을 때 가능하면 환자, 친구 그리고 가족이 모두 참여한다.
- 환자가 장기요양시설이나 치매환자 주거시설에 입주하였다면 담당자에게 환자의 일대기를 보여 주는 것을 목표로 삼는다.
- 너무 복잡하게 생각된다면 작은 카드에 환자에게 중요한 사항들을 적어 나간다. 이런 간단한 작업이 환자가 새로 거주하게 될 곳에서 일하는 사람들이나 같이 지내는 이웃에게 몇 시간이라도 도움이 될 것이다.

06

치매간호의 요령

–치매간호의 기본 원칙

가정에서, 치매요양시설에서, 주간보호센터에서, 그리고 가정 방문간호 등을 통하여 알츠하이머병 환자나 다른 치매환자를 간호할 때 '마술 손'을 가진 것 같은 사람을 만나는 경우가 있다. 예를 들면,

- 언제나 도와줄 준비가 되어 있고, 꼭 필요한 말이나 적절한 행동을 하는 친절한 간호사
- 자기가 이런 일을 할 것이라고 꿈에도 생각해 보지 않았지만 어머니를 목욕시키고 옷을 입히며 간호하는 장성한 아들
- 치매에 걸린 아내를 사랑으로 돌보며 지역사회의 의료서비스를 이용하고, 많은 가족이 지쳐 포기하는 것을 지혜롭게 피해 가며 즐겁게 간호해 나가는 남편
- 항상 다채롭고 혁신적인 프로그램을 꾸미기 위해 참신한 의

견을 내는 요양시설의 놀이 담당교사

간호에 성공하는 사람과 그렇지 못한 사람의 차이는 무엇인가? 가족이 가진 경제적인 여유가 그런 차이를 만들기도 한다. 대가족이고 협조적인 경우 서로 도울 수 있다. 전문적인 간호시설에서 예산이 충분하고 훌륭한 자원봉사자가 많다면 프로그램은 훨씬 다채로워질 수 있다. 그러나 이렇게 잘하는 사람들이 있는 반면 치매간호를 맡은 사람 중 일부나 충분하지 못한 예산으로 운영하는 시설에서는 좋은 간호를 제공하지 못할 수도 있다.

치매간호에 성공한 개인이나 요양시설은 간호의 요령을 터득한 것이다. 정의상으로 요령이라 함은 어려운 일을 쉽게 처리하는 기술이나 능력을 말하며, 지혜로운 방법이나 계획을 짜서 어려운 일을 쉽게 처리하는 것을 뜻한다. 어떤 사람은 이런 요령을 타고 나기도 하며, 그 사람이 지닌 성격이나 감각이 훌륭한 간호를 할 수 있도록 도와준다. 또 어떤 사람은 요령의 기본 요소를 알고 어떻게 사용하는지 이해하게 되면서 그런 능력이 개발되기도 한다.

요령 있는 간호의 기본 요소

치매환자를 간호하는 요령은 수많은 기술과 능력에서 나온다. 당신이 이런 능력을 지녔다면 이런 요령을 언제 사용해야 하고, 이것들이 서로 어떻게 작용할지 저절로 알게 된다. 가장 좋은 친구처럼 하는 간호의 핵심을 이루는 이런 요령에는 다음과 같은 요소가 포함된다.

요령 있는 간호의 기본 요소

좋은 정보 구하기
공감하는 마음
환자의 기본권 존중하기
유기적인 간호
요령 발휘하기
허락을 얻는 것보다는 용서받는 것이 더 쉽다는 것을 알기
상식적으로 행동하기
요령 있게 대화하기
희망갖기
현실에 맞는 기대
재미있는 농담하기
자발적으로 하게 하기
인내심 기르기
융통성 발휘하기
집중하기
심판하지 않기
순간에 가치를 두기
자기 확신 갖기
환자 일대기에 있는 힌트 이용하기
정신적인 교감
자기 자신 돌보기
미래에 대한 계획 세우기

좋은 정보 구하기 요령 있는 사람은 새로운 연구 분야와 치료에 관한 정보에 밝으며, 간호의 요령을 터득하고 지역사회의 새로운 자원을 활용할 줄 안다. 이를 위해 치매 관련 회의나 워크숍에 참석하며 좋은 소식지를 구독하고 다른 치매환자 가족과 정보를 교환한다. 이런 사람들은 알츠하이머병에 대하여 잘 알수록 간호에 따른 스트레스가 적다는 것을 알고 있다.

공감하는 마음 요령 있는 사람은 자신이 치매에 걸렸다면 어떨지 상상해 보는 시간을 가진다. 이런 상상은 자신이 간호하는 환자가 경험하는 세상을 이해하고, 그 세계가 얼마나 힘들고 두려운지 알게 해 준다. 공감하는 마음은 환자의 이상 행동이 치매 때문에 흐려진 세계를 환자 나름대로 이해하려는 시도에서 나온 것임을 알게 한다.

환자의 기본권 존중하기 요령 있는 사람은 알츠하이머병 환자를, 사랑받아야 하고 훌륭한 간호를 받을 자격이 있는 인격체로 존중한다. 간호하면서 환자와 될 수 있는 한 많은 대화를 나누고 환자를 생산적인 일에 참여시키려고 애쓰며, 될 수 있는 대로 환자가 현 상황에 적응하게 하려고 애쓴다(알츠하이머병 환자의 권리는 앞서 62쪽에서 설명하였다).

유기적인 간호 요령 있는 사람은 환자를 중심으로 생각하여 문제에 접근하고 결정을 내리며, 윤리적인 측면을 고려하면서 환자를 간호한다. 정보 제공을 보류하거나 문제가 있는 상황을 자신들만의 방법으로 해결할 때도 항상 환자를 중심으로 생각한다. 예를 들어, 주간보호센터로 어머니를 방문하러 간다는 이야기를 미리 하지 않았다면 예고 없는 방문으로 어머니를 기쁘게 해 주기 위한 목적이겠지만, 간호에 대한 결정은 유기적으로 이루어져야 한다.

요령 발휘하기 요령 있는 사람은 어려운 상황이 벌어졌을 때 재치 있게 대응한다. 요령 있는 사람은 문제를 해결할 때 지혜롭고, 조용하고, 수완 좋게, 상황에 적절한 방법을 사용한다. 놀이를 할 때도 효율적인 요령이 필요하다. 치매간호도 마찬가지여서 간호를 하는 사람에게 전략이 필요하다. 예를 들어, 환자가 "집에 가고 싶어."라고 하면 "곧 가요." 하고 환자가 듣고 싶어 하는 대답을 해 주는 것이 요령이다. 어떤 사람은 이런 방법이 환자를 속이거나 거짓말을 한다고 생각하여 갈등을 겪기도 한다. 우리는 간호가 유기적으로 이루어지기만 한다면 재치 있는 요령이 훌륭한 치매간호의 기본이라고 생각한다.

허락을 얻는 것보다는 용서받는 것이 더 쉽다는 것을 알기 요령 있는 사람은 때로 환자를 위하여 대신 결정을 내려야 한다는 것을 안다. 정상적인 인지 능력을 가진 사람이라면 직접 허락을 구하겠지만 그것이 치매환자에게는 좋은 방법이 아닐 수도 있다. 간호를 맡은 사람이 대신 결정을 내릴 때 환자가 화를 낸다면 편안함을 유지하고 환자의 체면을 세워 주기 위하여 그냥 욕먹는 일을 감수하기도 한다. 대부분 환자는 그 일을 잊어버리게 되고 당신을 쉽게 용서한다.

상식적으로 행동하기 요령 있는 사람은 상식적으로 행동한다. 복잡한 문제를 단순하게 해결한다. 상식적인 행동의 예로 환자의 숙면을 위하여 카페인 없는 커피 주기, 잃어버리거나 숨겨 놓고 못 찾는 경우를 대비하여 열쇠 복사해 놓기, 환자에게 이름표 달아 주기, 사소한 일에 큰 소동을 벌이지 않기, 환자가 길을 잃었을 때를 대비하여 환자 사진을 복사해 놓기 등을 들 수 있다.

요령 있게 대화하기 요령 있는 사람은 환자의 일대기를 참고하여 환자에게 적절한 말을 찾아 힌트를 주거나 몸짓을 이용하거나 환자와 묻고 대답하는 방식을 숙지하여 대화를 이끌어 간다. 의사소통을 잘하는 것에는 잘 듣는 것도 포함된다. 가장 훌륭한 간병인은 환자가 의사소통을 잘할 수 있게 열심히 도와주는 사람이다(의사소통에 관한 것은 7장에서 좀 더 다룰 것이다).

희망갖기 요령 있는 사람이라면 치매 너머에 있는 무언가를 볼 줄 알며 인생에서 좋았던 순간을 기억하려고 애쓴다. 이들은 치매에 걸린 사랑하는 사람과 함께하는 시간 속의 작은 기쁨에서도 행복을 느낀다. 미래는 좀 더 나을 것이며, 알츠하이머병이 언젠가는 치료될 것이라는 희망을 버리지 않는다. 그리고 이런 낙관론과 희망이 치매환자에게 좋은 영향을 줄 것이라 믿으며 노력한다.

현실에 맞는 기대 너무 높거나 너무 낮은 기대는 간호하는 사람과 환자 모두에게 실망을 안겨 준다. 그러므로 현실적이 되어야 한다. 환자는 아직도 어떤 것을 할 수 있고, 어떤 일을 즐길 수 있는가? 환자에게 어떤 일을 시키면 제대로 하고 만족감을 느낄 수 있는가? 어떤 일이 좌절이나 실패를 불러오는가? 이러한 것들 사이의 균형을 맞추는 것이 요령이다.

재미있는 농담하기 요령 있는 사람이라면 재미있는 이야기나 농담을 즐기고, 재미있는 일이 일어났을 때 웃을 줄 안다. 비록, 환자가 이해하지는 못하지만 웃음이나 기분 좋은 감정이 환자에게 전달된다는 것을 안다. 환자는 이런 좋은 기분을 흡수할 것이다. 재미있는 농담의 다른 중요한 요소는 간호하는 사람은 스스로 우스워지는 것을 두려워하지 말라는 것이다. 자신을 깎아내리는 것이 현 상황에서 환자의 인격을 유지시켜 주고 환자의 기분을 좋게 해 주기 위하여 치르는 대가라고 생각한다.

자발적으로 하게 하기 치매환자는 계획된 일을 따라 하기는 하지만 엄격한 것을 좋아하지는 않는다. 이런 일정은 환자를 위한 것이기보다 다른 사람을 위한 계획이 되기 쉽다. 간호하는 사람이 계획한 '하루 종일 정원일 하기' 는 환자가 나무 사이에 있는 홍관조를 보느라 한 시간 만에 계획이 망가질 수도 있다. 그러므로 때로는 그냥 흘러가게 두어야 한다. 그것이 환자를 위해서도, 당신을 위해서도 좋을 수 있다.

인내심 기르기 요령 있는 사람이라면 치매환자가 어떤 일을 하거나 대답을 하거나 사건에 반응하는 데 시간이 오래 걸린다는 것을 안다. 옷 입는 데 한 시간이 걸려도 환자가 초점을 잃지 않고 화를 내지 않고 외롭게 느끼지 않는다면 별 문제가 되지 않을 것이다. 만일 시간이 없다면 찍찍이로 고정하거나 고무줄바지처럼 입기 수월한 옷으로 나름의 해결책을 찾아야 한다. 인내심을 잃을 수도 있지만 좌절과 분노는 상황을 더 어렵게 만든다.

융통성 발휘하기 간호를 담당한 사람은 자신이 융통성이 있는지 살펴보고 더 많은 유연성을 키우도록 노력하는 것이 중요하다. 어떤 사람은 엄격한 규칙을 세우고 모든 게 제 시간에 일정대로 움직여야 한다고 고집하는 경우가 있다. 이런 경향은 어떤 면에서는 좋을 수도 있으나 간호하는 사람이 엄격하고 융통성이 없다면 치매환자도 자신의 방식을 고집할 것이다.

집중하기 요령 있는 사람이라면 집중의 중요성을 알게 될 것이다. 우리를 둘러싼 모든 것이 간병인의 집중력을 빼앗아서 좋은 간호를 방해한다. 집중하는 요령은 환자에게 귀를 기울이고 환자를 바라보는 등 모든 상호작용에 적용된다. 예를 들어, 환자에게 옷을 입힐 때에는 텔레비전을 끄고 환자와 어떤 색의 옷을 입을지 함께 결정하면서 시간을 보내는 것이 좋다. 집중이란 자신의 관심이나 문제를 그 시간 동안 보류하는 것을 의미한다. 간호하는 사람의 얼굴에 걱정이 나타나거나 목소리가 달라지면 환자에게 잘못 전달될 수도 있다.

심판하지 않기 요령 있는 사람이라면 환자나 가족이나 친구 또는 자기 자신을 심판하려 들지 않는다. 간호에는 스트레스와 긴장이 따르지만 가족이나 친구가 필요할 때마다 항상 옆에 있을 수는 없으며, 잘못된 길로 갈 수도 있고, 자신에게 실망할 수도 있다. 물론, 간호하는 사람이 최선을 다했음에도 불구하고 환자가 화를 내거나 실망하는 일도 흔하다. 따라서 간호하는 사람이 항상 최선을 다할 수는 없으며, 자신에게 지나치게 엄격하게 굴 필요도 없다는 것을 알아야 한다.

순간에 가치를 두기 요령 있는 사람이라면 현재 이 순간이 얼마나 중요한가를 알아야 한다. 기분 좋은 점심식사, 꽃꽂이를 하며 보낸 시간, 조금 후에는 잊어버리겠지만 재미있었던 카드놀이 등 이런 매순간이 모두에게 중요한 것이다. 과거를 잃어버렸고 미래는 생각하지 못하는 알츠하이머병 환자에게 지금 즐기고 있는 현재가 특히 중요하다.

자기 확신 갖기 요령 있는 사람은 환자와의 상호작용에 확신이 있다. 확신을 갖기 위해서는 우리가 무엇을 하고 있는지 알고, 행동에 대한 계획을 제대로 세우고 올바른 일을 하고 있다는 자신감을 갖는 것이 중요하다. 이런 내면적인 힘이 환자에게 전달되어 환자의 문제나 걱정을 없애 주기도 한다. 반대로 가족이든 전문간호사든 간호하는 사람이 자신이 하고 있는 일에 대해 모호한 태도를 보인다면 이런 기분이 전달되어 환자가 불안해할 수도 있다.

환자 일대기에 있는 힌트 이용하기 요령 있는 사람은 환자가 어떤 사람의 이름, 장소 또는 물건 이름을 기억해 낼 때 힌트를 준다든지, 잘 아는 이야기를 들려준다든지, 환자가 과거에 이룬 일들을 이야기하는 등 환자 일대기에 적힌 이야기를 간호의 모든 면에 활용한다. 환자 일대기에 있는 사소한 몇 가지 기록만 이용해도 간호환경을 좋게 하고 환자의 협조를 이끌어 낼 수 있다.

정신적인 교감 요령 있는 사람은 자신의 정신세계나 종교에도 충실해야겠지만, 자신이 필요한 것을 타인에게 의존하고 있는 환자도 사랑받고 싶고 감사받고 싶으며 자신을 다른 사람에게 알리고 싶어 한다는 사실을 깨달아야 한다(치매가 정신력과 종교에 미치는 영향에 관한 내용은 9장에서 자세히 다룰 것이다).

자기 자신 돌보기 요령 있는 사람이라면 우정을 유지하고 운동하고 잘 먹기 위하여 자기 자신을 위한 시간을 가져야 한다. 자신이 가진 전부를 간호하는 데 바쳐서는 안 된다. 그러므로 간호하는 사람들의 정신적인 지지를 위한 모임에 나가고 지역사회와 유대관계를 유지해야 한다. 회의나 워크숍을 통하여 치매에 관하여 더 많은 사실을 배울 수 있다(11장에서 자신에게 가장 좋은 친구가 되는 방법에 대하여 다룰 것이다).

미래에 대한 계획 세우기 요령 있는 사람은 앞으로 필요하게 될 지역사회 의료서비스를 미리 알아 두고 이용할 줄 안다. 또한 환자의 경제적인 문제와 법적인 문제를 필요한 순서대로 처리할 줄 안다. 여기에는 간호하던 사람이 갑자기 죽거나 불가항력의 상황이 벌어질 때를 대비한 계획도 포함된다. 이런 일이 생긴다면 누가 환자를 돌볼 것인가? 이런 것은 간호를 맡은 사람이 미리 신경을 써야 할 중요한 문제다.

알츠하이머병 간호의 요령

알츠하이머병 환자를 간호할 때 흔히 생기는 상황에서 요령이 있는 경우와 없는 경우를 비교할 수 있다. 모든 경우에 공통적으로 적용되는 요령으로 잘 듣기, 공감하기, 재미있는 농담, 창의성, 훌륭한 의사소통 그리고 인내심 등을 들 수 있다. 당신이 알츠하이머병 환자를 간호하였다면 당신은 이 병을 가진 단 한 사람을 만나 보았을 뿐임을 기억하라. 모든 환자는 다 다르고 모든 상황도 다르다. 그래서 다음에 설명하는 예가 모든 상황에 적절할 수도 있고 그렇지 않을 수도 있다. 우리는 독자가 예로 든 상황에 대한 요령을 통하여 힌트를 얻고 배운 것을 자신의 상황에 적용할 수 있기를 바란다.

집에 가겠다고 고집 부릴 때 치매환자인 남편이 20년 동안 살아온 집에 있으면서도 집에 가야 한다고 고집을 부릴 때 간호하는 부인은 당황하게 된다. 아내는 남편이 왜 자기 집을 낯설게 느끼는지 이해하지 못한다. 환자는 자주 "나 집에 가고 싶어, 나 집에 가고 싶다고."라고 말하곤 한다.

- 요령 없는 방법: "여기가 20년이나 살아온 당신 집이에요. 내가 집문서라도 보여 줄까요? 우리가 이 집을 장만하기 위해 얼마나 노예처럼 살았는지 기억 안 나요?"
- 요령 있는 방법: "우리 집에 대해서 자세히 말해 보세요. 우리 집 이야기를 해 주세요."

당신은 얼마나 요령 있는 간병인인가?

당신이 간병인으로서 얼마나 요령 있는 사람인지 체크해 보자.

	매우좋음		보통		나쁨
격려하고 지지해 주기	1	2	3	4	5
새로운 활동 시작하기	1	2	3	4	5
환자를 성인으로 대하기	1	2	3	4	5
낙관적인 성향	1	2	3	4	5
긍정적인 언어 표현	1	2	3	4	5
인내심과 융통성	1	2	3	4	5
재미있는 농담을 잘함	1	2	3	4	5
칭찬하고 축하하기	1	2	3	4	5
환자가 대답하지 못할 질문 피하기	1	2	3	4	5
잘 듣기	1	2	3	4	5
애정을 표현하고 사랑하기	1	2	3	4	5
상식적으로 행동하기	1	2	3	4	5
싸우지 않기	1	2	3	4	5
일상생활을 유지하기	1	2	3	4	5
환자의 감정 표현을 허용하기	1	2	3	4	5
이용 가능한 자원에 익숙해지기	1	2	3	4	5

점수를 매겨 보고 자신이 5에 가깝다고 해서 실망할 필요는 없다. 한 항목마다 일주일씩 연습해 나가면 점차 나아질 것이다.

- 비결: 요령 없는 방법은 치매환자와의 논쟁에서 이기려고 하거나 환자에게 자세하게 설명하려는 무모함을 보여 준다. 환자는 아마 아내의 짜증스럽고 절망스러운 목소리를 알아차릴 것이다. 정말로 환자는 자신의 집이 아니라고 생각할 수도 있고, 과거에 살았던 다른 집을 기억하고 있을지도 모르며, 그의 말이 말 그대로 집에 가고 싶다는 의미가 아닐 수도 있다.

요령 있는 방식은 집에 가자는 환자의 말에 뭔가 다른 의미가 있음을 이해하려는 노력을 보인다. 집에 대하여 환자에게 더 이야기해 보도록 함으로써 환자의 감정이나 집에 대한 느낌을 말해 보도록 한다. 아마 이런 이야기를 하고 나서 환자는 다른 화제로 넘어가거나 말한 것 자체로 만족해할 것이다.

슬퍼할 때 환자가 "난 오늘 굉장히 서글퍼. 아무도 나를 더 이상 좋아하지도 않아."라고 며느리에게 말했다.

- 요령 없는 방법: "어머니 자신을 처량하게 생각하는 것은 좋지 않아요. 조금 있으면 일본에서 찾아올 손녀 기미코, 오하이오에 있는 조카 그리고 뉴욕에 있는 동생을 생각해 보세요. 어머니는 복받은 분이에요. 어제는 행복하다고 하셨잖아요. 자꾸 행복하다고 생각해 보세요."
- 요령 있는 방법: "우울하시다니 유감이네요. 저도 가끔 우울해질 때가 있어요. 하지만 어머니, 어머니는 제 친구나 다름없으시고 제가 어머니를 얼마나 사랑하는지 아시죠? 손녀 기미코가 곧 올 테니 그때는 정말 재미있게 지낼 수 있을 거예요."

- 비결: 요령 없는 방법은 환자의 기분에 대해 아무것도 알지 못하는 반응이다. 며느리는 환자에게 한꺼번에 너무 많은 정보를 쏟아 붓고 있다. 우울한 환자에게 일목요연하게 말하는 것이 항상 좋은 것은 아니다.

요령 있는 접근방식에서는 환자의 외로움에 대한 옳고 그름을 따지지 않고 그저 듣고 받아들이는 긍정적인 태도를 보인다. 슬픔도 우리 인생의 일부분이므로 항상 치매환자를 기쁘게 해 주려고 애쓸 필요는 없다. 며느리도 우울할 때가 있다는 점을 알려 줌으로써 환자는 혼자가 아니라고 느끼고 이런 감정이 누구에게나 있을 수 있다는 것을 받아들이게 된다. 사랑한다는 표현이 환자의 마음을 따뜻하게 하고 기분을 좋게 할 것이다.

목욕시킬 때 가족은 환자인 어머니를 목욕시킬 때마다 전쟁을 치러야 해서 지칠 대로 지쳤다. 환자는 이미 목욕을 했다기나 다른 이유를 대면서 목욕을 하지 않겠다고 고집을 부렸다. 욕조에 환자가 들어가게 하는 것 자체가 전쟁이었다.

- 요령 없는 방법: "엄마, 만약 목욕탕에 들어가지 않으면 요양시설로 보내 버릴 거예요. 냄새 나잖아요! 창피하지도 않아요?"
- 요령 있는 방법: 목욕 준비를 미리 해 놓고 조용한 목소리로 말한다. 환자와 함께 샤워하거나 욕조에서 같이 목욕을 한다.
- 비결: 요령이 없는 접근방식은 기억장애가 있고 정신이 맑지 못한 환자가 목욕에 대해 갖는 두려움을 이해하지 못한 것이다. 위협은 문제를 더 어렵게 만들 뿐이다. 요령 있는 방법은 준비성과 창의성을 보여 준다. 간호하는 사람은 부드러운 접

근이 가장 좋다는 것을 알고 있는 것이다.

부적절한 성적인 행위를 할 때 간호하는 사람 입장에서 가장 당황스러운 일 중 한 가지는 환자가 부적절한 성적인 행위를 요구하는 것이다. 알츠하이머병을 앓는 남자 환자가 딸에게 성적인 시도를 한다면 어떻게 해야 하는가?

- 요령 없는 방법: 화가 나고 분노한 딸은 "이 추잡한 노인네야! 당장 치우지 못해!"라고 말할 것이다.
- 요령 있는 방법: "아버지, 아버지 딸 메리예요. 이 엄마 사진을 좀 보세요. 엄마 참 예쁘지요?"
- 비결: 요령 없는 방식에서는 환자가 사람을 잘 혼동한다는 것을 이해하지 못한 것이다. 딸들은 엄마를 닮게 마련이며 환자는 자신을 아주 젊은 사람으로 생각한 것이다. 환자가 딸을 아내로 생각하였다면 그의 행동이 그렇게 잘못된 것은 아니다.

요령 있는 방식으로 접근한 경우는 여러 가지 측면에서 사려 깊은 사람이다. 딸은 "아버지, 저 아버지 딸 메리예요."라고 말함으로써 자신이 누구인지 명확하게 가르쳐 주고 있다. 그러고 나서 아버지에게 어머니의 사진을 보여 줌으로써 역할과 정체성에 대한 더 많은 정보를 환자에게 제공하였다. 그리고 딸은 조용하고 비난하지 않는 태도로 상황에 접근하였다.

성적으로 부적절한 행동이 때로 뭔가 잘못되었음을 나타내기도 한다는 것을 아는 것도 중요하다. 환자가 옷을 자꾸 벗으려고 한다면 환자가 너무 더워서 그럴 수도 있다. 남자 환자가 바지를 내리는 것이 성기를 노출시키기 위해서가 아니고 화장실에 가기 위한 행동일 수도 있다.

분노할 때 기억력 상실에는 혼란과 절망이 동반되기 때문에 환자가 화를 내거나 때로는 간호하는 사람을 때리는 경우도 있다.

- 요령 없는 방법: (환자를 잡아 앉히려고 하거나 팔을 붙잡고) "나한테 화내지 말아요. 나는 도와주려고 그래요!"
- 요령 있는 방법: 화나 분노를 일으킨 원인을 찾는다. 방에서 잠깐 나가거나 한 발 물러섬으로써 환자에게 화를 가라앉힐 시간을 준다. 자기 잘못이라고 자책하는 것도 도움이 된다. "아버지, 화내서 죄송해요. 제가 사과할 게요."
- 비결: 요령 없는 접근방식은 상황을 더 악화시키고 심할 경우 간호하는 사람이 다칠 수도 있다. 간호하는 사람은 항상 자신의 안전을 생각해야 하며, 위협을 받으면 방에서 나가거나 친구나 다른 가족에게 도움을 청해야 한다.

요령 있는 방식은 물러설 때와 나설 때를 아는 것이 가장 훌륭한 원칙임을 알려 주고 있다. 요령 있는 간병인이라면, 예를 들어 '교통이 혼잡한 거리에서 헤매는 환자를 데려오기' 처럼 반드시 필요한 일이 아니라면, 또는 다른 모든 방식이 다 실패한 경우가 아니라면 환자가 원하지 않는 어떤 것도 환자에게 억지로 시키지 않는다. 또한 말로 의사소통이 잘 안 될 때 발작을 일으키는 것이 환자의 절망을 표현하는 방식일 수 있음을 이해해야 한다.

반복할 때 환자는 방금 식사를 하고도 그 사실을 잊어버리거나 음식에 집착하는 경우가 있다. "점심은 언제 먹어? 점심 때가 언제냐고? 얼른 밥 먹자."

- 요령 없는 방법: "금방 밥 먹었다고 몇 번을 말해야 알겠어요! 제발 가만히 좀 계세요. 누구 미치는 꼴 보고 싶어요! 하루 종일 먹는 이야기만 하고 있잖아요!"
- 요령 있는 방법: "언니, 금방 식사할 거야. 시장기를 가라앉히기 위해 과일 좀 먹어." 또는 "언니, 우리가 좋아하는 음악 틀고 누가 춤을 더 잘 추는지 내기하자. 언니, 우리가 처음으로 같이 데이트하러 나갔을 때 기억나?"
- 비결: 요령 없는 방식은 화를 내거나 혼내는 것이 환자를 더 방어적으로 만들거나 화나게 하므로 반복되는 행동을 막는 데는 전혀 도움이 되지 않는다.

요령 있는 접근방식(금방 식사할 거예요)은 환자의 질문을 정당화한다. 흘러간 음악을 틀자는 동생의 제안과 첫 데이트에 대한 질문은 반복되는 질문을 막을 수 있는 훌륭한 화제의 전환이다.

운전과 관련하여 문제가 발생할 때 가족은 알츠하이머병으로 진단받고도 운전하겠다고 고집부리는 아버지 때문에 곤란한 경우가 생긴다.

- 요령 없는 방법: "아버지, 우리가 아버지를 따라 온 시내를 다 다녔어요. 정말 끔찍한 운전을 하시네요. 아버지는 치매환자예요. 다른 사람을 죽일 수도 있다고요."
- 요령 있는 방법: (의사에게 교통관리공단에 환자의 상태를 보고해 줄 것을 요청하면 환자는 필기와 실기 운전면허에 합격하지 못할

것이다.) "아버지, 믿기지는 않지만 교통관리공단 사람들이 아버지의 면허를 취소시켰어요. 이 문제를 잘 알아봐야겠어요. 하지만 면허 없이 운전할 수는 없으니 이 문제가 해결될 때까지 잠시 쉬세요."

• 비결: 요령 없는 방식은 운전에 대한 환자의 의지를 바꾸지도 못하고 환자를 당신에게서 돌아서게 만들어 결국 끝없이 부딪히게 될 것이다. 당신이 몰아세우면 세울수록 환자는 간병인을 더 힘들게 만든다. 요령 있는 방식에서는 의사나 보험회사 직원 또는 교통관리공단 사람 등 다른 누군가를 나쁜 사람으로 만든다. 간호하는 사람은 차가 고장이 났다거나 다른 친척에게 차를 빌려 주었다거나 하는 속임수를 쓸 수도 있다.

결 론

요령 있는 간병인일지라도 항상 옳은 것은 아니다. 알츠하이머병 자체가 좋은 날도 있고 나쁜 날도 있다. 어떤 날은 잘 먹혀 들었던 방법이 다음에는 전혀 소용 없는 경우도 있다. 그러나 요령 있는 간병인은 항상 잘 조율된 접근방식을 시도하며, 이런 요령 있는 접근방식이 문제를 악화시키는 일은 없다는 사실을 잘 안다. 요령이 모든 상황에서 당신에게 가장 좋은 방법을 취할 수 있도록 도와줄 것이다.

미네소타의 로체스터에 있는 케링턴 요양원에서 한 간호사가 겪은 일을 생각해 보자. 간호사는 치매환자의 잠자리를 보살펴 주기 위하여 환자의 방으로 갔다. 방으로 갔을 때 환자는 잠들기 전에 간호사의 잠자리를 자신이 봐 주어야 한다고 고집을 부렸다. 간호사는 빈 방으로 가서 침대에 누워서 환자가 자신을 보살펴 주도록 했다. 환자는 그렇게 하고 나서 자기 방으로 돌아가 다른 간호사로부터 도움을 받았다. 여기서 간호사는 환자로 하여금 가정의 따뜻함을 기억나게 했고 환자 자신이 아이들을 보살폈던 때를 기억하게 했다. 이것이 요령 있는 간호다.

가장 좋은 친구되기

- 당신에게 요령이 없다고 실망하지 마라. 열심히 노력하면 많은 요령을 터득하게 될 것이다.
- 훌륭한 치매간호를 위하여 상식만큼 중요한 것이 없다는 것을 잊지 마라. 자신을 믿어라.
- 삶에 희망을 가져라. 긍정적인 언어 표현을 하고 좋은 측면을 보려고 애써라.
- 알츠하이머병은 우리를 새로운 시험에 들게 한다. 전에 해 보지 않았던 새로운 시도에 대하여 마음을 열어라.

제3부

가장 좋은 친구가 하는 행동

07 의사소통하기: 요령 있는 대화법

08 함께 지내기: 여가활동에 대한 계획과 의미

09 내면의 요구: 정신세계와 종교

10 도움 구하기: 장기간호에 대한 길잡이

07

의사소통하기

–요령 있는 대화법

최근 치매가족모임에서 한 참가자가 알츠하이머병을 앓고 있는 아내에게 외출한다는 메모를 냉장고 문에 남겼는데, 환자가 이를 알지 못해서 속이 상했다는 이야기를 했다. 그는 급한 일로 잠깐 환자를 집에 홀로 남겨 놓고 나갈 때 이런 메모가 환자에게 도움이 되기를 바랐다. 메모의 내용은 '12시에 약을 먹어요.' 라든지 '집 밖으로 나가지 말아요!' 같은 것이었다.

남편이 메모를 어려운 말로 남겼기 때문일 수도 있고, 환자가 메모를 읽기는 했지만 이해하지 못한 것이 이유가 될 수도 있다. 또는 알츠하이머병은 기억력을 손상시키므로 읽자마자 바로 잊어버렸거나 읽었다는 사실조차 잊었을지도 모른다. 환자의 주의를 끌 만한 귀여운 자석 장식을 이용해서 냉장고에 메모를 남겨도 대개는 효과가 없거나 시간이 지나면 소용 없는 일이 되고 만다.

의사소통 능력의 상실은 환자와 간호하는 사람 사이에 걸림돌

이 된다. 환자에게 옷을 입히거나 일상적인 문제 또는 관심사를 이야기할 때 의사소통에 문제가 있으면 어려움을 겪게 된다. 손자가 태어났다거나 환자가 맡았던 모금활동이 성공을 거둔 소식이나 명시집에 시가 실리거나 하는 정말 기쁜 일이 생겼을 때조차 의사소통 문제 때문에 환자와 기쁨을 함께 나누기 어렵다. 부부는 더 이상 문제나 서로의 관심사 또는 중요한 결정을 함께 이야기하지 못하게 된다. 성인이 된 자녀는 더 이상 부모의 지혜로운 조언을 듣지 못하게 되고 형제들도 자신들이 좋아하던 스포츠 팀에 대하여 더 이상 이야기를 나눌 수 없게 된다. 날이 갈수록 의사소통은 더 힘들어진다. 이 모든 것이 간호에 어려움을 안겨 준다.

가장 좋은 친구처럼 간호하는 방식은 이미 상당히 진행된 치매 환자와 의사소통을 가능하게 하는 훌륭한 요소를 많이 지니고 있다. 다시 한 번 우리에게 영감을 주는 우정을 기대해 보자. 좋은 친구는 말로든 몸짓으로든 다양하게 의사소통을 한다. 좋은 친구는 의사소통을 가능하게 하기 위하여 노력을 아끼지 않는다. 좋은 친구는 서로를 잘 이해한다.

알츠하이머병 환자는 어휘력과 언어 능력이 손상된 후에도 의사소통을 계속해야 한다. 환자도 상대방을 이해하기 원하고 자신을 이해받고 싶어 한다. 또한 간호하는 사람도 의사소통을 하고자 하는 의지가 있어야 하며, 환자를 위해 의사소통을 해야만 한다.

가장 좋은 친구처럼 의사소통하는 방식

알츠하이머병 환자를 간호할 때 가장 좋은 친구의 역할은 의미 있는 대화를 가능하게 하는 것이다. 어떻게 이런 일이 가능한지를 살펴보자.

가장 좋은 친구의 의사소통 원칙

의사소통의 기본 알아두기
몸짓을 이용하여 의사소통하기
의사소통을 잘할 수 있는 환경 만들기
환자를 성인으로 대접하기
유연하게 간호하기
환자에 관한 일대기를 자주 이용하기
감정적인 요구에 반응하기
메시지를 전달하는 행동 기억하기
문법적으로 옳고 그름을 따지지 않기
적절한 시간 선택하기
자꾸 반복하기
싸우거나 맞서지 않기
문제가 될 만한 소식 걸러내기
긍정적으로 표현하기
대화할 때 재미있는 농담 사용하기
대화할 때 주도적인 역할하기

의사소통의 기본 알아두기 의사소통은 눈을 잘 맞춘다든지, 자세하게 설명을 한다든지, 적절한 목소리의 크기와 어조, 적절한 몸짓 등을 통하여 향상될 수 있다. 그러나 눈을 똑바로 쳐다보는 것이 어떤 문화에서는 무례하고 부적절하게 여길 수 있는 것처럼 문화적 차이가 있다는 것을 알아야 한다.

다른 기본 원칙으로 당신은 항상 자신을 환자에게 소개하고 필요할 때마다 환자와의 관계를 설명해야 한다. 때로는 슬프게도 가족인 당신을 알아보지 못하는 환자에게 자신이 누구인지 알려 줄 필요가 있다. 이런 일이 생기면 "로레인, 안녕. 나야, 동생 메리." 라고 말함으로써 문제를 해결하고 긍정적인 상호작용을 위한 토대를 마련한다.

긍정적인 몸짓의 중요성

길을 잃고 도움이 필요할 때 우리는 본능적으로 친절하게 보이는 누군가를 찾게 된다. 당신은 그 사람이 웃는지 인상을 찌푸리는지에 따라서 길을 물어볼지 말지를 결정한다. 치매환자의 언어 능력은 손상되었지만 환자는 아직 당신의 표정이나 몸짓을 읽을 수 있다. 환자는 당신의 말은 이해하지 못할지라도 당신이 초대하거나 반갑게 맞는 의미로 친절하게 미소짓거나 손을 잡는 일 등은 이해할 수 있다.

몸짓을 이용하여 의사소통하기 치매환자는 간호하는 사람의 목소리 크기, 얼굴 표정 또는 손짓에 민감하게 반응한다. 이것은 마치 당신이 외국인에게 말할 때 상대방이 실제로 사용하는 언어 자체보다는 힌트나 단서에 더 의존하는 것과 같다. 마찬가지로 환자의 기분을 알기 위해서 당신도 환자의 몸짓을 잘 보아야 한다.

의사소통을 잘할 수 있는 환경 만들기 환자의 입장에서 환경을 고려해야 하고, 환경이 의사소통을 어떻게 차단할 수 있는지 항상 생각해야 한다. 기억장애가 있는 환자는 자신을 둘러싼 주위의 모든 것에서 메시지를 받는다. 그러므로 의사소통을 원활하게 하기 위해서는 주변 환경이 적당히 밝고 깔끔하고 쾌적해야 한다. 주위를 산만하게 하는 것이나 소음이 없어야 한다. 집 안의 어느 방이나 의사소통이 잘될 수 있고, 대화하기에 적당하도록 꾸며야 한다.

환자를 성인으로 대접하기 단순한 말을 사용하되 성인이 사용하는 말을 써야 한다. 아이에게 하듯 말을 하는 것은 좋지 않은 결과를 낳는다. 바보스러울 정도로 느리게 말할 필요도 없다. 또 '우리' 라는 식의 표현을 삼가야 한다. 약은 환자 혼자 먹는 것인데 "우리 약 먹읍시다."라고 말하면 환자에게 혼란을 줄 수 있다. 만일, 당신이 "우리 바지 입읍시다."라고 말할 경우 환자는 누가 바지를 입는 것인지 혼란스러워할 수 있다.

유연하게 간호하기 필요하면 언제든지 환자가 물어볼 수 있는 신뢰감 또는 다양한 상황에 대한 의견을 나누고 나서 생긴 신뢰감을 바탕으로 간호를 시작하는 것이 가장 좋다. 치매환자는 종종 당신이 생각하는 것보다 훨씬 유연하고 다루기 쉬울 수도 있다. 그러나 진실을 말해서 더 큰 스트레스가 생기거나 중요한 일을 방해한다면 이야기하는 것을 잠시 보류하거나 상황을 요령 있게 해결할 필요가 있다. 예를 들어, 환자가 틀니를 잃어버리고 돈 때문에 새로 하기를 거부한다면 "의료보험공단에서 돈을 다 내주니 걱정 마세요."라고 거짓말을 해도 좋을 것이다. 이것은 환자의 건강과 안정을 위한 것이기 때문이다.

환자에 관한 일대기를 자주 이용하기 치매환자는 스스로 자신의 과거 기억을 떠올릴 수는 없지만 과거의 일들을 느낄 수는 있다. 의사소통을 돕기 위하여 대화의 실마리를 제공하거나 문제를 일으킬 가능성이 있는 일을 피할 수 있는 단서를 얻는 등 다양하게 일대기의 내용을 활용할 수 있다. 환자가 장기요양시설에 있거나 주간보호센터에 있다면 환자에게 가장 좋은 간호를 제공하기 위하여 담당자가 환자의 일대기를 잘 알고 있는 것이 매우 중요하다(환자의 일대기에 관한 것은 제5장을 참고하라).

감정적인 요구에 반응하기 환자가 자기 병에 대한 관심이나 감정을 표현할 수 있다면 당신은 "어떤 것이 기억나지 않으면 참 힘들지요. 그런 일은 저에게도 종종 일어나요." 하고 공감을 해주고 감정을 인정해 주어야 한다. 그리고 말하지 못한, 속에 숨어 있는 감정을 이해하는 것도 중요하다. 환자가 화가 났다면 "미안해요."라고 말해 준다. 환자가 행복해 하면 "정말 잘됐어요."라고 맞장구를 쳐 준다. 손을 잡거나 가볍게 안아 주는 신체적 접촉은 정서적인 교감을 가능하게 해 주고, 격려하는 것을 의미한다.

메시지를 전달하는 행동 기억하기 병의 초기에 환자는 감정을 표현할 수는 있지만 말로 표현하는 데는 어려움이 있을 수 있다. 또한 시간이 갈수록 말로 표현할 수 없는 것을 행동으로 나타낸다. 소리를 지르거나 덤벼드는 것은 신체의 어딘가에 통증이 있거나 진찰을 받아야 할 염증 같은 것이 있음을 나타내기도 한다. 서성거리는 것은 심심하기 때문일 수도 있다. 눈물은 외로움의 표시이자 다른 사람과 더 많은 교감을 필요로 한다는 표시이기도 하다. 모든 것을 멈추고 잘 살펴보고 잘 들어 보면 환자의 행동이 많은 것을 알려 준다는 것을 알수 있다.

문법적인 옳고 그름을 따지지 않기 인내심을 잃지 말아야 하며, 병이 환자의 기억과 언어기능에 손상을 준다는 사실을 잊지 말아야 한다. 예를 들어, 환자는 자신이 다 괜찮은데, 다만 말을 실수했을 뿐이라고 생각할 수도 있다. 환자는 '커피잔 좀 줄래요?' 라는 말 대신 '저 유리잔 좀 줘요.' 라고 말할 수도 있다. 환자는 당신이 누구인지 알지만 정확하게 이름을 부르지 못할 수도 있나. 치매가 언어숭주를 망가뜨림에 따라 단어, 문장구조 그리고 말하기에 문제가 생기는 것이다.

적절한 시간 선택하기 적절한 시간을 선택하는 것 또한 요령이다. 이때 환자의 행동양상과 버릇을 지켜보는 것이 도움이 된다. 환자는 아침형 인간인가? 아니면 저녁형 인간인가? 이것을 알면 목욕이나 주요 활동을 위하여 하루 중 가장 적절한 시간이 언제인지 결정할 수 있다. 적절한 시간이라는 말은 환자에게 말을 하고 환자의 말을 듣는 데 인내심이 필요하다는 사실을 내포한다. 환자가 무슨 말인가 하려고 할 때 말할 시간을 충분히 주어야 하지만, 적절한 말을 찾아내느라 힘이 들다 못해 좌절하도록 내버려 두는 것은 좋지 않다.

자꾸 반복하기 중요한 부분을 강조하면서 자세하게 설명하거나 힌트를 주면서 질문을 반복하면 환자는 당신이 말하는 것을 훨씬 잘 이해하게 된다. 예를 들어, 손으로 가리키면서 "삼촌, 저 호미 좀 주세요. 저기 나무 손잡이 달린 초록색 호미 말이에요."라고 말한다. 이런 경우 청하는 내용을 두 번 반복할 때 좀 더 자세한 설명이 포함되고, '저것' 같은 애매한 대명사보다는 '호미'라는 구체적인 이름을 사용해야 한다.

싸우거나 맞서지 않기 치매환자와 말싸움을 해서 이기는 것은 불가능하다. 환자와 언쟁을 하거나 어떤 문제를 환자에게 주지시키려 애쓰는 것은 좌절과 실패를 초래한다. 또 환자와 정면으로 맞서는 것은 환자를 더 방어적으로 만들 뿐이다. 이것은 성공적인 간호를 위해 기억해야 할 가장 중요한 교훈 중 하나다.

문제가 될 만한 소식 걸러내기 치매환자는 정보를 가려내는 능력이 손상되므로 가능하면 슬프거나 폭력적이거나 불길하거나 애매한 소식은 전하지 않는 것이 좋다. 힘겨운 과정을 거쳐 행복한 결말을 맺는 이야기도 환자에게는 걱정을 안겨 줄 수 있다. 예를 들어, 이웃 사람이 환자의 개가 집에서 나갔으나 나중에 찾았다고 말하였을 때, 환자는 개를 잃어버렸다는 처음 부분만 기억하고 걱정할 수도 있다.

긍정적으로 표현하기 치매환자는 무엇을 할지 말해 주면 좋아하기도 하고 화를 내기도 한다. 그러므로 가능하면 환자에게 긍정적인 표현을 사용해야 한다. "그 길로 가지 말아요."라고 말하는 것보다 "이쪽 길로 가는 게 어때요." 하고 말하는 것이 좋다. 이때 환자의 기분을 맞춰 주는 것이 요령이며, 환자의 편에서 생각해야 한다는 것을 잊지 말아야 한다. 환자 편에서 생각해 보면 우리가 치매에 걸렸을 때 나를 무시하는 말투나 상관이 부하에게 하는 듯한 말투를 좋아하지 않을 거라는 것을 쉽게 알 수 있다.

대화할 때 재미있는 농담 사용하기 대화할 때 재미있는 농담을 함께 나누며 즐거워하는 것이 가장 좋다. 이런 순간은 유대감과 감정적인 여유를 제공한다. 환자에게 재미있는 이야기를 해 주어라. 이야기를 들으며 환자는 웃음을 터트리거나 미소를 짓고 무엇이든 받아들이는 자세를 취할 것이다. 그리고 환자의 얼굴에 생기가 돌게 된다. 환자는 행복을 맛보고 즐거움을 느낄 것이다. 또한 웃음은 전파력이 강해서 농담의 의미를 이해하건 못하건 간에 함께 웃게 될 것이다.

대화할 때 주도적인 역할하기 병이 언어기능을 손상시키므로 환자와 대화를 할 때 서로 동등한 상태에서 대화하는 것을 기대하기는 어렵다. 그러므로 당신이 대화를 효율적으로 주도하는 역할을 맡아야 한다. 이런 역할이 쉬울 수도 있고 어려울 수도 있지만 몇 개의 단어와 작은 노력이 환자에게 아직 남아 있는 능력을 이끌어 낼 수 있다. 또 '조금만 더 말해 봐요.' 라는 단순한 격려가 도움이 되기도 한다. 당신은 환자가 말한 것을 다시 반복하거나 화제의 공백을 메워 주는 역할을 할 수도 있다.

요령 있는 대화법

요령 있는 사람은 대화할 때 환자와 공감하고 인내심을 잃지 않으며, 현재에 초점을 맞추고 재미있는 농담을 사용하며, 상황이 매우 힘이 들어도 낙관적인 태도를 잃지 않는다. 대화가 끊어지는 것을 피하기 위하여 앞에서 언급한 것을 이용할 수 있다.

실제 상황에서 요령을 보여 주는 예를 몇 가지 이야기해 보도록 하자.

싸우지 않기 알츠하이머병을 앓는 환자가 사실은 어제 참석한 동호회 모임을 오늘로 착각할 수 있다.

환자: 옷을 입어야겠어. 오늘 동호회 모임이 있어(환자가 근심스러워하는 아내에게 말했다).

아내: 여보, 내 생각에 당신이 이번 주 모임에 이미 다녀온 것 같아요. 같이 달력을 다시 한 번 볼까요? 여기 있네요. 어제 다녀오셨어요. 월요일이 공휴일인 바람에 저도 이번 주는 엉망이에요.

환자에게 "도대체 무슨 말을 하는 거예요. 생각을 좀 해 보세요.

그 점심 모임은 어제였잖아요. 당신은 이미 갔다 왔어요. 다음 주까지는 갈 일이 없잖아요."라고 말하고 싶은 유혹을 느낄 것이다. 그러나 싸우거나 환자에게 더 잘 생각해 보라고 밀어붙이는 것은 좋지 않다. 앞의 대화에서 환자의 부인처럼 때로는 자기 책임으로 돌리거나 대신 매를 맞는 것이 낫다. 환자의 아내는 화를 내는 대신에 약속을 정확하게 기억하지 못하는 자신에게 문제가 있다고 말했다. 환자와 함께 달력을 봄으로써 정확한 날짜에 대한 힌트를 슬며시 알려 주고 환자의 관심을 가라앉힐 수 있다. 치매환자와 싸워서 절대로 이길 수 없다는 점을 한 번 더 강조하고 싶다.

말하는 내용을 명료하게 하기 아내: (눈을 맞추며) 랑스, 어서 오세요. 맛있는 닭죽이 다 식겠어요.

환자: 어디?

아내: (손으로 가리키며 즐거운 목소리로) 여기 식당으로 와서 제 옆에 앉으세요. 여기 갈색 의자에요. (활짝 웃으며 식당 의자를 손으로 가볍게 두드린다.) 어서 오세요. 닭죽이 다 식겠어요.

환자: 죽이 맛있어 보이는군.

아내: (환자를 앉히며) 당신이 제 옆에 앉으니 참 좋네요.

환자의 아내가 간결하고 명료하게 말하는 것에 주목해야 한다. 그녀는 환자를 부를 때 이름을 불렀고 중요한 말을 반복하였으며, 몸짓이나 제스처를 적절하게 사용하였다. 식당으로 오라는 것과 갈색 의자에 앉으라는 사실을 강조하여 말하고, 맛있는 죽으로 환자의 관심을 끌고 있다.

어머니의 트집 해결하기 환자: (화가 나서) 네가 내 지갑을 훔쳐 갔지? 내 돈은 어디 있어?

아들: (거리를 좀 두고 서서 환자의 눈을 바라보며 조용한 목소리로) 엄마, 엄마 아들 제프예요. 엄마는 정말 장난을 좋아하세요. (미소를 지으며) 제가 엄마를 도와 드릴 게요. 우리 둘이 함께 찾아보면 금방 엄마 지갑을 찾을 수 있을 거예요.

환자: 제프, 누가 내 지갑을 가져갔구나.

아들: 엄마, 지갑이 어떻게 생겼는지 말씀해 보세요.

환자: 그건 내 지갑이야.

아들: 제 생각에 엄마가 오늘 외출할 때 빨간색 지갑을 가지고 나간 것 같은데, 빨간 지갑 찾으시는 거예요?

환자: 그렇단다.

아들: 엄마, 그 지갑 여기 있어요. 제가 잘 두느라고 서랍에 넣어 두었어요. 저 때문에 화나게 해서 죄송해요. 다시는 그러지 않을 게요.

환자: 괜찮나 얘야. 하지만 다시는 건드리지 마라.

제프는 처음에는 거리를 유지함으로써 환자가 화를 가라앉힐 수 있도록 상황을 처리했다. 자기 자신이 누구인지 환자에게 알리고 환자의 주의를 다른 데로 돌리기 위해 어머니를 장난꾸러기라고 놀렸다. 그리고 나서 자신이 어머니를 위해서 지갑을 치웠음을 이야기하였다. 그는 잘못을 자신에게 돌리는 식으로 어려운 상황을 부드럽게 풀어 나가면서 환자가 자기 얼굴을 기억하도록 도왔다.

환자의 말을 이해하려고 노력하기 환자: (안절부절못하며) 음, 밖이, 춥다.

동생: (오빠의 얼굴을 살피며 관심을 보인다.) 그렉, 뭐가 잘못됐

농담하기

대화를 재미있게 하기 위하여 장난이나 재미있는 농담을 이용한다. 주고받는 대화에 농담이 포함되는 것이 좋다.

재미있고 긍정적인 말을 사용하고, 우스꽝스러운 목소리를 내고, 재미있는 몸짓을 사용하면 환자는 상대방이 자신을 받아들였다는 느낌을 받고 자신이 대화에 참여하고 있다고 생각하게 된다. 누군가에게 장난을 걸기 위하여 오래전에 있었던 이야기를 다시 꺼내 보는 것도 좋다.

'저는 엄마가 삼촌 모자를 굴뚝에 숨겨서 굴뚝이 막혀 연기가 펑펑 나게 했다는 걸 믿을 수가 없어요.' 라든지 '엄마가 정말 명절 때 염소를 지붕 위로 끌고 갔어요?' 라는 이야기를 하는 것도 좋다.

주고받는 대화는 자연스럽고 '우리 좀 봐요. 오늘은 옷을 똑같이 입었네요.' 처럼 간단해야 한다. 이런 말을 하고 반응을 기다리면 환자는 당신들의 닮은 모습에 반응을 보일 것이다. "당신도 분홍색이고 나도 분홍색을 입었어요. 우리 모두 분홍색이에요." 라고 말하여 대화를 이어나갈 수 있다. '만사형통' 이라거나 '인생은 좋은 것' 이라는 옛말을 하고 웃으며 환자의 반응을 기다려 본다. 대개 환자는 이런 식의 주고받는 쉬운 대화에 참여할 수 있다.

어요?

환자: 춥고, 시끄럽고, 추워.

동생: 바깥은 추워요. 밖을 한 번 내다볼까요? 제가 밖을 볼 수 있도록 도와주실래요? (환자의 손을 잡고 문 쪽으로 살며시 이끈다.) 음! 밖은 정말 춥네요. 오빠, 뭘 보고 있는지 말해 줄래요?

환자: 린다, 시끄러웠어.

동생: 어머, 오빠는 밖에 있는 저 고양이를 보고 있었어요? 무저가 어떻게 밖으로 나갔지? 우리 같이 고양이를 집 안으로 데려와요. 아마 따뜻한 보금자리가 필요할 거예요. 제 생각에 고양이는 오빠를 제일 좋아하는 것 같아요. 자! 고양이를 불러들여서 난로 옆에 있게 하죠.

린다는 환자의 관심을 실제상황으로 받아들이고 추운 날씨에 고양이가 밖으로 나간 것을 발견하기 위해 힌트의 조각을 모아 가며 환자와 효율적으로 대화하는 법을 보여 주고 있다. 환자의 얼굴 표정과 몸짓을 파악하여 문제가 있다는 것을 알아차리고 "뭐가 잘못되었어요?" 하고 적절하게 반응하였다. 이 경우 동생은 고양이가 우는 것을 환자가 '시끄럽다'고 표현하였다는 것을 이해하였다. 이처럼 수수께끼가 풀릴 수도 있지만 늘 해결할 수 있는 것은 아니다.

화장실 가기 아들: (음식점을 떠나며) 아버지, 화장실에 들렀다 가실래요?

환자: 필요 없다.

아들: (아버지에게 속삭이며) 집에 가기 전에 화장실에 잠깐 들러요.

환자: 나는 괜찮다니까.

아들: 좋아요. 그럼 출발해요. (아버지의 어깨를 살짝 토닥거리며 미소를 짓고, 출입문 쪽을 향하는 몸짓을 보인다. 남자 화장실 앞을 지날 때 말한다.) 아버지, 우리 여기 1분만 들렀다가 가요. 집까지는 멀잖아요. 제가 화장실에 가야 하거든요. (환자가 화장실에 들어가는 데 성공한다.)

가끔 치매환자는 물어본 것을 확실히 알지 못하면서 습관적으로 '아니'라고 대답하는 경우가 있다. 이 경우에 화장실이 어떤 곳인지 모를 수도 있다. 아들은 아버지를 당황하게 만들지도 않고, 귓속말을 함으로써 어린애 취급을 하지도 않는 요령을 보여주었다. 화를 내는 대신 자기가 먼저 가면서 부드럽게 "같이 가요." 하고 아버지를 다시 한 번 달랬다. 아들은 요령 있게 '싫다'를 '좋다'로 바꿨다.

상실감 달래기 환자: (마리아는 2년 전에 죽은 남편을 찾고 있다.) 마뉴엘, 마뉴엘, 어디 있어요?

딸: 엄마, 아버지를 그리워하는 걸 저도 잘 알아요. 이쪽으로 오세요. 차를 마시면서 같이 아버지 이야기를 해요.

환자인 마리아와 남편은 매우 금실이 좋았고, 그녀는 아직도 가끔 남편을 찾는다. 딸은 아버지가 돌아가셨다는 사실을 말해 주면 어머니가 몹시 화를 낸다는 사실을 알고 있었다. 환자가 들은 것은 잊어버리지만 슬픔과 낙담은 남게 마련이다. 딸은 "엄마가 아버지를 그리워한다는 걸 알아요."라고 말함으로써 어머니의 감정을 인정하였으며, 남편에 대해서도 말할 기회를 주었다.

치매 초기에는 환자가 남편이 사망한 것을 기억하고 이해할 수 있을지 모른다. 그러나 후반기라면 가족은 사실을 말하는 것이 환자에게 도움이 될지 아니면 더 혼란스럽게 하고 환자가 화를 내게 될지 판단하여야 한다.

결 론

치매에 걸린 어머니를 간호하는 아들이 가장 좋은 친구처럼 대화하는 방식을 연습하는 데 가장 적절한 때는 바로 식사 시간이라는 사실을 깨달았다. 그는 치매에 걸린 어머니와 노쇠한 아버지를 돕기 위하여 부모님 집으로 함께 살러 들어갔다. 그가 성공한 몇 가지 '새로운 가족의 전통' 에 관해 소개한다.

- 환자가 상을 차리거나 차를 따르는 일을 돕도록 한다. 이런 일은 환자로 하여금 자신도 남편과 아들을 위하여 무언가 할 수 있는 소중한 존재임을 일깨워 주고 칭찬받을 기회를 제공한다.
- 환자에게 '오늘 소고기 요리 어때요?' 라든지 '맛이 좋죠?' 같은 쉬운 질문을 한다.
- 음식을 추억거리로 사용할 수도 있다. '엄마, 맨 처음 감자 요리 했을 때 기억나세요?' , '엄마는 요리를 잘했지요?' 또는 '엄마랑 아버지가 옐로스톤으로 캠핑 갔을 때 곰이 음식을 다 먹어 치웠다고 했죠?'
- 어머니의 일대기에 적힌 내용을 이용할 수도 있다. 어머니가

과수원에서 자랐다면 '엄마, 이 사과 맛 어때요? 워싱턴에 있는 엄마 고향의 과수원에서 난 사과가 맛있지요?', '사과는 언제 따는 것이 제일 좋아요?', '벌레가 많이 먹은 사과를 딴 적이 있어요?' 하고 물을 수도 있다.

- 아들은 식사하면서 '엄마, 엄마랑 점심식사를 같이 해서 얼마나 좋은지 몰라요. 오늘 참 예쁜 스웨터를 입으셨네요. 보라색이 참 잘 어울리세요!' 라는 듣기 좋은 말을 할 수도 있다.

가슴에서 우러나오는 대화는 치매 때문에 잃어버린 것 이상을 가능하게 한다는 것을 기억해야 한다.

가장 좋은 친구되기

- 모든 사람은 대화의 필요성을 절감하고 있다.
- 잘 아는 일, 전통, 또는 환자의 일대기에 적힌 과거사에 대하여 이야기함으로써 대화를 유도한다.
- 언어기능이 손상되었다면 얼굴 표정, 몸짓 그리고 행동을 통해서 환자의 요구나 희망을 읽을 수 있다.
- 행동은 말보다 더 많은 것을 말한다. 몸짓, 미소 그리고 가벼운 포옹이 환자에게 강력한 의사전달 수단이 될 수 있다.

08

함께 지내기

-여가활동에 대한 계획과 의미

사람은 운동, 꽃밭 가꾸기, 영화보기, 데이트하기, 가족과 시간 보내기 등 다양한 여가활동을 즐긴다. 많은 사람이 직업에서 성공을 거두고 동료와 어울림으로써 자신의 가치를 찾는다. 일과 여가활동은 내가 누구인가, 지역사회에서 나의 역할은 무엇인가에 대한 답을 얻고 자부심을 갖게 한다. 당신은 농부, 변호사, 영업사원, 교사일 수도 있으며, 지역봉사모임의 회장일 수도 있고, 여성자선단체나 교회 성경공부 모임, 중고차동호회 또는 유명인사의 팬클럽에 속해 있을 수도 있다.

불행하게도 알츠하이머병 환자나 비슷한 다른 종류의 치매환자는 자신이 즐겼던 다양한 여가활동을 더 이상 할 수 없거나 새로운 활동을 할 수 없게 된다. 이렇게 해서 활동적이던 사람이 점점 고립되면서 정말 힘든 순간을 겪게 된다. 간호를 하는 사람에게도 하루를 지내는 일이 고역일 수 있으며, 특히 환자가 지루해지면 문제행동을 일으키게 되므로 힘든 하루가 될 수 있다. 간호하는 사람 역시 자신의 취미나 여가활동을 계속할 수 있어야 한다. 오로지 환자만을 위한 활동 계획을 세워 가며 하루를 보낸다면 간호는 정말 힘든 일이 된다. 그러나 간호하는 사람이 환자의 가장 좋은 친구로서 그 시간을 즐긴다면 환자도 이런 즐거움을 함께 나누고 기뻐하며 만족스러워하게 될 것이다. 가장 좋은 친구가 환자와 여가를 즐기는 방법은 환자가 하고 싶은 것과 자신이 하고 싶은 것 사이에 균형을 맞추는 것이다.

가장 좋은 친구와 즐기는 여가활동

가장 좋은 친구가 여가활동에 적용하는 요령을 알면 이런 활동을 통해서 환자와 교감을 나눌 수 있게 된다. 몇 가지 기본적인 사항을 통해서 요령을 익혀 보자.

여가활동의 목적은 무엇을 했느냐가 아니고 그것을 지금 하고 있다는 것이다 활동의 과정이 결과나 최종 산물보다 훨씬 더 중요하다. 목욕수건 접기 같은 활동을 미소와 대화, 이웃에 대한 소문, 수건에 대한 느낌이나 색깔 그리고 칭찬이 담긴 대화와 함께 한다면 수건 가장자리를 얼마나 정확하게 잘 맞춰 개었는가는 그리 중요한 문제가 아니다.

환자의 수준에 맞추고 환자가 과거에 좋아했던 분야를 선택한다 활동의 종류를 선택할 때 환자의 일대기를 이용한다. 예를 들어,

화투놀이를 좋아했던 사람이라면 어려운 것을 더 이상 하지 못해도 단순하고 쉬운 화투놀이는 즐길 수 있으며, 화투를 섞거나 빠진 것을 찾기 위해 종류별로 분류하는 일 또는 그냥 옆에서 다른

여가활동에 대한 조언

여가활동의 중요성은 무엇을 이루었느냐가 아니고 그것을 즐기는 데 있다.

여가활동은 환자의 수준에 맞추어야 하고 과거의 관심이나 능력과 관련된 것이어야 한다.

여가활동은 어른을 위한 내용을 담아야 한다.

여가활동은 환자의 과거 직업을 추억할 수 있는 내용이어야 한다.

여가활동은 오감을 자극하는 내용을 담아야 한다.

아무것도 하지 않는 것도 사실은 무언가 하는 것이다.

여가활동은 환자에게 남아 있는 육체적인 능력을 활용할 수 있어야 한다.

여가활동의 시작은 다른 사람이 해야 한다.

여가활동은 환자가 자발적으로 참여하게 해야 한다.

여러 세대가 함께 즐길 수 있는 여가활동이 가장 좋다.

여가활동은 당신이 좋다고 생각한 활동이 전혀 그렇지 못할 때도 가끔 생긴다.

개별적인 간호도 하나의 여가활동이다.

여가활동은 짧아도 된다.

여가활동은 어디서든 이루어질 수 있다.

여가활동을 통해 종교적이거나 정신적인 필요를 충족시킬 수 있어야 한다.

사람들이 하는 것을 바라보는 것만으로도 즐거울 수 있다.

활동 내용은 어른에게 맞는 것이어야 한다 어린아이를 위한 활동은 환자를 좌절하게 하거나 화나게 만들 수 있다. 환자는 활동이 약간 어렵거나 좀 힘이 들 때 즐길 수 있다. 일부 치매환자가 인형이나 아이들 장난감을 가지고 잘 놀기도 하지만 그렇다고 모든 활동을 아이 수준으로 맞추지는 말아야 한다.

환자의 직업과 관련된 과거를 떠올릴 수 있는 활동이어야 한다 환자의 삶에서 직업은 매우 큰 의미를 갖기 때문에 자신이 전에 겪은 경험과 관련된 활동을 좋아한다. 환자가 농부였다면 여전히 씨 뿌리는 일을 좋아할 것이다. 주부라면 집안 정돈하는 일을 좋아하거나 과일과 야채를 저장하는 방법에 대해 이야기하고 싶어 할 것이다.

오감을 자극해야 한다 나이가 들면 감각의 일부가 쇠퇴하지만 왕성하게 남아 있는 감각도 있다. 예를 들어, 젖은 흙을 만지는 촉각, 여러 가지 꽃향기를 맡는 후각, 발 밑에서 나뭇잎이 바스락거리는 소리를 듣는 청각, 나무에서 떨어진 과일이나 덩굴에서 떨어진 토마토의 맛을 보는 미각 그리고 다양한 식물이 보이는 생생한 색깔을 즐기는 시각 등이 필요한 꽃밭 가꾸기처럼 좋은 활동이란 여러 감각을 동시에 자극할 수 있는 것이어야 한다.

아무것도 하지 않는 것도 무언가를 하는 것이다 환자에게 좋은 친구라면 거실에 앉아서 음악을 듣거나 창밖으로 보이는 세상을 그림처럼 바라보는, 말이 필요 없는 그런 순간조차 함께 즐길 수 있어야 한다. 때로 환자는 거기 그냥 있거나 활동에 참여한 다른 사람을 바라보기도 한다. 치매의 정도에 따라 다르지만 환자는 혼자 있는 시간을 즐길 수도 있다.

환자에게 아직 남아 있는 기능을 활용할 수 있어야 한다 알츠하이머병 환자의 신체적인 건강상태는 비교적 좋은 편이다. 따라서 간호하는 사람은 이런 육체적인 건강을 산책, 집안일 돕기, 그 밖의 다른 활동에 이용하는 것이 좋다. 치매환자는 눈과 손의 협조운동이 비교적 우수하므로 이런 기술을 활용하여 공 받기, 골프공 맞추기 또는 손자와 야구하기 같은 활동을 즐길 수 있도록 배려해야 한다.

다른 사람이 활동을 시작해야 한다 알츠하이머병 환자는 스스로 활동을 시작하는 능력이 서서히 감퇴된다. 훌륭한 활동도 환자가 시작할 수 없다면 실패한다. 비서로 일하다가 퇴직한 환자는 도와주고 격려해 준다면 단어 맞추기나 서류를 정리하는 일을 즐길 수 있다. 알츠하이머병협회 사무실에서 소식지를 부치는 일을 도울 수도 있다. 환자가 화가였다면 처음에 붓을 건네고 캔버스에 어떻게 그리는지 보여 주어야 할지도 모르지만 그래도 여전히 그림 그리는 일을 즐길 수 있다.

자발적으로 활동해야 한다 아무도 자신이 원하지 않는 일을 강요받고 싶어 하지 않는다. 취미활동 참여는 특히 그렇다. 치매환자 대부분은 자신이 좋아하지 않는 일이나 하고 싶지 않은 일을 하려고 하지 않는다. 간호하는 사람이 환자 앞에서 어떤 활동을 시작하면 환자도 흥미를 보이고 그 일을 맡아서 하며, 한동안 행복하게 그 활동을 즐길 수 있다.

여러 세대가 참여하는 활동이 더 좋다 여러 세대가 참여하는 활동은 대부분 성공적이다. 치매가 있는 노인은 젊은 사람이 주어진 일이나 임무를 끝낼 수 있도록 돕는 것을 즐거워하고 젊은 세대는 그런 노인의 관심을 좋아함으로써 두 세대 모두에게 도움이 된다.

당신이 좋다고 생각한 활동이 전혀 도움이 되지 않을 때도 있다 많은 가족이 환자인 어머니나 아버지에게 '그건 하지 마세요.' 라는 식의 반응을 보인다. 주간보호센터나 유사 시설에서도 환자가 해내지 못할 것 같은 일은 아예 시도하지 않는 경향이 있다. 우리도 성인주간보호센터에서 일을 시작할 때 여가활동 프로그램을

놀라움의 발견

활동에 대한 계획을 세울 때 다음과 같은 일에서 놀라움을 찾아보자.

- 음악
- 창조적인 미술
- 사회적인 존경
- 예전에 익힌 기술
- 눈과 손의 협조운동
- 추억
- 세대 간의 활동
- 육체적인 활동과 운동
- 옛 성현의 말씀이나 격언
- 종교적이거나 일상적인 의식

짜면서 보수적인 태도를 취했다. 그러나 우리는 곧 치매환자가 놀라움 자체라는 것을 배웠다. 그러므로 때로는 계획에 의문을 가져보고 새로운 것을 시도해 보는 것도 좋다.

개별 간호도 활동이다 가족은 가장 어렵게 생각하던 개별 간호가 요령을 터득하면 쉬워지는 것을 발견한다. 가족은 예전에 있었던 이야기를 하면서 환자가 목욕을 하거나 옷을 입는 것을 도와주고, 새 비누의 향기를 맡아 보고, 농담을 하는 순간순간을 즐길 수 있다. 이렇게 되면 환자가 편안하게 느끼게 되고, 간호하는 사람도 일이 쉬워진다.

활동은 짧아야 한다 환자는 주의집중력이 짧아서 긴 활동에 끝까지 참여하기 어려운 경우가 많다. 그러므로 활동은 가급적 짧아야 하며, 이러한 활동을 반복하다 보면 하루가 가게 된다. 한 환자의 딸은 아버지에게 짧은 시를 하루 종일 읽어 주곤 하였다. 또 다른 사람은 환자인 어머니에게 부엌 바닥을 쓸어 달라고 부탁하였다. 이런 활동은 몇 분밖에 걸리지 않지만 이런 짧은 활동들의 목록을 만들어서 하루를 효과적으로 보낼 수 있다.

무엇이든 여가활동이 될 수 있다 요령만 있으면 거의 모든 활동을 재미있게 하면서 오랜 시간 즐길 수 있다. 단순한 악수를 통해서도 손톱에 칠한 매니큐어나 장갑, 손으로 이루어지는 일들, 손에 생긴 주름, 반지, 결혼 등으로 대화를 확장할 수 있다. 찻주전자의 아름다움에 대하여 이야기할 수도 있고, 다도(茶道)에 대하여, 차 잎에 대하여, 차의 다양한 향기에 대하여, 그리고 보스턴

차사건 같은 역사적인 일로 대화를 이어 나갈 수도 있다.

놀이활동의 목적

알츠하이머병 환자를 위하여 하루 계획을 세울 때 활동 자체에 의미를 두어야 한다는 것을 잊기 쉽다. 사람은 다양한 목적과 필요에 따라 활동을 한다는 것을 잊지 말아야 한다. 환자의 하루를 채우는 것이 목표일 때 다음과 같은 것을 마음에 새겨 둘 필요가 있다.

생산적인 일이나 봉사할 수 있는 일　우리는 다른 사람의 삶이나 사회에 뭔가 의미 있는 일을 했다는 느낌을 갖고 싶어 한다. 우리의 직업을 통해서 그런 느낌을 얻을 수도 있고, 자선단체에서 자원봉사를 할 수도 있다. 우리는 누군가에게 좋은 부모이거나 좋은 친구일 것이다. 치매환자도 누군가를 돕고 싶어 하고 자신이 세상의 일부임을 느끼고 싶어 한다. 여가활동을 통하여 기억장애가 있는 환자가 자신을 유능하고 가치 있는 존재라고 느끼고 싶어 하는 것을 충족시켜 줄 수 있다.

성공 경험　놀이를 통하여 환자가 크고 작은 성공을 경험할 수 있다. 어린아이는 퍼즐을 맞춘 것을 자랑스러워하며, 정원 손질을 함께 한 부부는 자신들이 한 일을 자랑스러워하고, 이웃의 칭찬에 기뻐할 것이다. 알츠하이머병 환자는 많은 상실을 경험하지만, 놀이를 통하여 잃어버린 것을 다시 찾고 새로운 성공을 맛볼 수 있을 것이다.

놀 기 수많은 사람이 열심히 일하면서 대부분의 시간을 보내므로 놀 때는 기분이 좋아지고 즐거움을 맛보게 된다. 치매환자에게도 놀이를 즐길 수 있는 능력이 남아 있다. 치매환자도 농담을 즐길 수 있고 연 날리기 같은 활동을 하며 즐거워할 수 있다.

사람들과 동참하기 사람들은 친구가 되고, 새로운 사람을 만나고, 동호회에 가입하고, 또는 그저 사회의 일원임을 느끼기 위해서 활동에 참여한다. 예를 들어, 거리축제에 참여함으로써 화려한 의상, 음식 냄새, 음악을 즐기며 흥겨워할 수 있다. 치매환자는 작은 모임을 더 편안하게 느낀다.

능력 계발 우리는 사회에 참여하고 우리가 잘하는 것을 열심히 연습하며 예전의 능력을 새로이 갈고 닦거나 새로운 것을 배우기도 한다. 알츠하이머병 환자는 새로운 것을 배울 수는 없지만 놀이활동을 통해 예전에 익힌 능력을 새로 연습하며, 남아 있는 능력을 유지할 수 있다.

자신감 갖게 하기 우리 모두 자기 인생은 자신이 책임지고 싶어 한다. 좋은 활동은 환자가 자신은 능력이 있으며, 자신의 세계를 책임지고 있다고 느끼게 한다. 어떤 가족은 개인수표의 마지막 사인은 환자가 하게 해 줌으로써 이 단순한 일을 통하여 환자가 경제활동에 참여하게 한다.

안정감을 주고 안심하게 해 주기 우리 모두는 편안하고 안전하다는 느낌을 갖고 싶어 한다. 당신이 위험한 곳에 산다면, 직업을 잃을까 봐 걱정한다면, 돈 걱정을 한다면, 이런 걱정은 스트레스와 긴장을 불러일으킬 것이다. 치매환자도 매순간 편안하고 안전하다는 느낌이 필요하다. 놀이활동을 통하여 과거 좋았던 때의 감정을 떠올리게 되면 모든 게 순조롭다는 느낌을 주어서 환자가 편안해질 것이다.

종교적 · 정신적인 욕구 충족 종교적인 믿음을 갖지 않았더라도 사람은 신성한 정신적인 삶을 추구한다. 치매환자는 종교행사에 참여하고, 기도를 하고, 시를 쓰고, 숲길을 산책하고, 다른 사람에 대한 애정을 보이는 등의 방법을 통하여 종교적 · 정신적인 욕구를 충족할 수 있다.

성장과 배움 경험 많은 사람이 특정 주제에 대하여 더 많이 배우거나 인간적인 성장을 위하여 활동에 참여한다. 알츠하이머병 환자는 새로운 사실을 배울 수 없을지도 모르지만 흥미로운 새로운 사실에 직면하는 경험 자체는 즐길 수 있다. 배움에 참여함으로써 만족과 기쁨을 느낄 수 있을 것이다.

알츠하이머병 환자 간호에 성공적인 활동

알츠하이머병 환자를 위한 활동이나 놀이를 고려할 때 당신이라면 무엇이 하고 싶은지, 왜 그것이 하고 싶은지 생각해 보아야 한다. 왜냐하면 환자도 필요를 느끼고, 이를 맞춰 주어야 하기 때문이다. 우리가 성공적으로 이용하였던 몇 가지 활동을 소개하면 다음과 같다. 당신의 독창성을 발휘하여 다음의 활동을 적용해야 하며; 가능하다면 환자 개개인의 수준에 맞춰야 한다. 다음 활동은 언제 어디서나 할 수 있고, 도구나 돈이 필요 없는 것들이다. 뭐든지 놀이가 될 수 있다.

개별 간호 개별 간호를 할 때 힘든 일을 놀이로 바꿔 보자.

- 옷 입기를 패션쇼로 바꾸기
- 양치질을 새 치약 맛보는 놀이로 바꾸기
- 머리를 빗을 때 환자와 함께 조용한 노래 부르기
- 화장실 가는 시간을 특별한 격려와 칭찬 시간으로 삼기
- 매니큐어를 칠해 주면서 환자를 많이 칭찬해 주기
- 식사하면서 환자의 의견 물어보기

집안일 하기 알츠하이머병 환자에게 집안일을 하게 함으로써 과거에 느꼈던 만족감을 일깨워 주고, 스스로를 가치 있는 존재로 느낄 수 있게 해 준다.

- 정원 손질을 온 가족이 참여하는 오락으로 만든다.
- 저녁식사 후 식탁을 닦게 하면 자신을 유용한 존재로 느낄 수 있다.
- 옷 개기를 통하여 눈과 손의 협조운동을 연습시킨다.
- 접시에 마른 행주질을 하면서 옛 추억을 떠올릴 수 있다.
- 낙엽 쓰는 일은 좋은 운동이 된다.

놀이로 하는 목욕

간호를 맡은 사람에게 목욕은 즐거운 일이 아니며 환자와 하는 한 판의 레슬링 경기와 같다. 목욕은 간호하는 사람이 매일 해야 하는 일이다. 그러나 옷 벗는 것이 환자를 당황하게 하거나 공포를 유발할 수 있으며, 넘어질까 봐 두렵거나 단순히 너무 춥다고 느낄 수도 있고, 방에 욕조가 있는 게 편치 않게 느껴질 수도 있다. 목욕을 좀 더 성공적으로 하기 위한 몇 가지 제안을 하면 다음과 같다.

- 목욕이 누구에게 좋은 일인가를 생각해 본다. 환자에게 정말 목욕이 필요한가, 아니면 정해진 시간에 목욕하는 것이 습관일 뿐인가?
- 목욕을 해야 하는 이유를 생각해 보자. 방문객이 있는가? 같이 외출할 일이 있는가?
- 환자가 목욕할 때 함께 있으면 가장 편안하게 생각하는 사람은 누구인가? 배우자, 아들, 딸 또는 집안일을 거드는 사람인가?
- 목욕, 샤워, 대충 몸만 씻기 또는 기분을 상쾌하게 하기 같은 목욕에 대한 표현 중 환자가 좋아하는 것은 무엇인가?
- 환자는 아침과 저녁 중 언제 목욕하는 것을 더 좋아하는가?
- 목욕하는 방은 따뜻하고 안락한가?
- 환자가 벗은 몸을 남에게 보이기 꺼려하지는 않는가? 완전히 벗는 것을 싫어하지는 않는가? 환자의 몸을 부분적으로 가릴 수 있는 방법을 찾아 보았는가?
- 환자는 욕조에 몸을 담그고 하는 목욕, 샤워하기, 목욕

타월로 살살 문지르기 중에서 어떤 유형을 좋아하는가? 깨끗하게 하기 위해 반드시 욕조에 몸을 담그거나 샤워를 해야 할 필요는 없다.

- 환자가 물을 무서워하거나 빠질까 봐 겁내지는 않는가?
- 환자가 목욕할 때 도와주는 것을 좋아하는가? 환자가 혼자 세수하거나 수건을 들고 있을 수 있는가?
- 당신은 융통성이 있는가? 헹굴 필요가 없는 비누를 쓰거나 반신욕 같은 것을 생각해 보았는가? 욕실이 아닌 다른 장소에서 목욕하는 것을 고려해 보았는가? 환자와 함께 샤워할 용의가 있는가(같이 벗고 할 수도 있고 수영복을 입을 수도 있다)?
- 목욕하는 동안 주의를 다른 곳으로 돌리기 위하여 음악을 틀거나, 옛날 일을 이야기하거나, 환자가 좋아하는 과자를 줄 수도 있다.
- 목욕을 마친 후 차나 과자 또는 드라이브 같은 특별한 것을 준비하였는가?

- 오래된 넥타이들 종류별로 정리하면서 숫자 세는 훈련을 할 수 있다.

애완동물과 함께하기 환자가 좋아한다면 가족이나 이웃의 애완동물 돌보는 일을 시킨다.

- 새가 노래하는 소리를 듣는 것은 즉흥연주를 듣는 것과 같다.
- 개의 털을 빗질해 주면서 조건 없는 사랑을 경험하게 된다.
- 무릎에 고양이를 앉혀 놓으면 환자는 고양이 털의 부드러움

을 느끼게 된다.

- 오리에게 먹이를 주는 일은 화창한 날 공원에서 맛볼 수 있는 한가로움의 극치다.
- 한 무리의 열대어를 보면서 변화무쌍한 색의 향연을 경험한다.
- 애완동물 돌보는 일을 환자에게 맡기면 자신을 필요한 존재로 느끼며 자부심이 생긴다.

음악의 마술성을 이용하기 음악이 알츠하이머병 환자에게 언어가 될 수 있음을 알아야 한다. 예를 들어, 서정적인 노래를 부르는 것은 대화를 하는 능력보다 훨씬 오래까지 남아 있게 된다.

- 교회 성가대원으로 참여하는 것은 좋은 옷으로 차려입을 수 있는 기회를 제공한다.
- 리듬에 따라 손가락이나 발로 장단을 맞추는 것이 환자에게는 운동 효과가 있다.
- 얼굴을 맞대고 춤을 추는 것은 로맨틱한 일이다.
- 휘파람 불기 대회는 모든 사람에게 웃음을 선사한다.
- 리듬감 있는 음악은 걱정을 덜어 준다.

추억 이용하기 치매환자가 옛 일을 떠올릴 수 있도록 도와준다. 추억은 과거를 떠올리는 데 필요한 모든 것으로 채워져 있다.

- 병에 든 향수 냄새를 맡아 보면서 고등학교 시절의 댄스파티를 떠올릴 수 있다.
- 1950년대 잡지에 실린 부엌용품 광고를 보며 기사를 읽으면 즐거워질 것이다.

- 빨래판, 사과 껍질 벗기는 기구 또는 납작한 다리미 같은 오래된 집안의 물품을 만져 보면서 그때와 지금의 차이를 비교할 수 있다.
- 오래된 농기구를 바라보면 농촌생활에 대한 향수가 생길 수 있다.
- 포도 수송차의 경적을 울리면 첫 데이트에 대한 추억을 살릴 수 있다.
- 어릴 때 입던 아이 옷과 지금 입는 옷을 비교해 보면 미소가 떠오르고 기쁨의 눈물이 날 수 있다.

속담이나 옛날식 표현 또는 시 생각해 내기 속담이나 옛날식 표현, 시 등을 떠올리며 즐거움을 맛볼 수 있다.

- 빈 칸 채우기 형식으로 되어 있는 속담카드를 보며 환자와 게임을 할 수 있다(필요는 ______의 어머니).
- '강아지', '망아지' 또는 '항아리', '병아리' 처럼 비슷하게 발음하는 말 찾기 놀이는 환자의 걱정이나 긴장을 낮춰 줄 수 있다.
- '손 안에 있는 한 마리 새가 숲에 있는 두 마리 새보다 낫다.'와 같은 속담을 사용하여 환자가 할 일을 하도록 격려한다.
- 유명한 시 낭송하기는 환자에게 읽는 기쁨을 선사할 것이며, 환자가 아직도 시의 일부를 기억하고 있다는 사실에 당신은 놀랄지도 모른다.
- '거위처럼 지저분한 사람' 처럼 동물에 빗댄 표현은 아주 심각한 환자를 웃게 만들 수 있다.

- 동요나 자장가를 불러 주면서 환자가 아이에게 새로운 것을 가르쳐 줄 수 있다.

말 이어가기 놀이 재미있는 끝말잇기를 하면 오래전에 배운 어휘가 되살아날 수 있다. 이런 놀이는 몇 사람이 모여 할 수도 있고 가족끼리 해도 좋을 것이다.

- '위-아래', '꼭대기-바닥', '오른쪽-왼쪽' 같은 반대말 놀이는 진료실에서나 여행하면서, 또는 다른 긴장된 상황에서도 할 수 있다.
- 빨간 바다, 빨간 하늘, 빨간 깃발, 빨간 머리처럼 특정 색깔을 붙인 말 대기 놀이는 치매환자가 다른 사람과 어울려 함께 할 수 있는 놀이다.
- 위문카드를 만드는 일을 치매환자와 함께하면 남을 돕고자 하는 마음을 채워 줄 수 있다.
- 환자의 과거와 관련된 단어를 이용하여 빠진 단어 채우기 놀이를 하면 환자의 과거에 대한 존경을 표현할 수 있고 환자가 과거에 이룬 일들을 되새길 수 있다.
- 각 나라의 수도를 맞히는 것도 재미있는 기억력 놀이가 된다.
- 말 맞추기 놀이는 온 가족이 함께 즐길 수 있다.

아이와 함께 할 수 있는 놀이 치매환자는 아이를 사랑하고 받아들인다. 세대 간의 놀이는 환자로 하여금 아이를 도와주거나 가르치는 기쁨을 맛보게 한다.

- 명절 때 가지고 놀 연을 함께 만드는 것은 모두 참여할 수 있

는 공작놀이라고 할 수 있다.

- 이야기를 다른 사람에게 큰 소리로 읽어 주게 하고, 그런 후 많이 칭찬해 준다.
- 같이 산책하는 것은 좋은 운동이며, 들꽃을 꺾을 수도 있다.
- 공동 생일축하 행사에서 촛불을 끄고, 선물을 교환하고, 생일축하 노래를 부르고, 함께 생일 케이크를 먹으며 웃고 즐길 수 있다.

함께할 수 있는 놀이

드라이브 가기
공원 의자에 앉아 있기
성당이나 교회에 가기
가장 좋아하는 아이스크림 가게에 가기
운동장에서 공놀이하기
노점상 구경하기
벼룩시장 가기
백화점에서 돌아다니기
친구 방문하기
동물원 가기
박물관 전시회 가기
근처 수영장에서 수영하기
함께 심부름 가기
손자의 축구경기 보러 가기
함께 수업 듣기
알츠하이머병과 싸우고 있는 다른 부부와 알고 지내기

- 아이들과 함께 있으면 어른이 아이들 놀이를 하거나 단순한 퍼즐놀이를 해도 괜찮게 느낀다.
- 아이들의 포옹과 입맞춤은 환자로 하여금 사랑받고 있다고 느끼게 한다.

조용한 시간 즐기기 조용히 지나간 시간을 되돌아보거나 세상이 흘러가는 모습을 지켜보는 시간을 갖도록 한다. 이런 명상의 시간은 환자를 차분하게 가라앉히고 간호하는 사람에게는 재충전할 시간을 준다.

- 도서관의 조용하고 면학적인 분위기에서 최신 잡지를 뒤적이는 것은 환자를 차분하게 만든다.
- 오후에 차 마시는 시간은 일상의 작은 축복이 될 것이다.
- 매일 산책을 하는 것은 환자가 한 가지 일에 집중할 수 있게 하고 간호하는 사람에게도 즐거운 일이 된다.
- 시골 길로 드라이브를 나가는 것은 외출할 기회를 제공한다.
- 벌이 꽃에서 꿀을 빨아 먹는 것을 관찰하는 것은 환자를 자연과 교감할 수 있게 해 준다.
- 성당이나 교회에 조용히 앉아 있으면 마음이 평화로워지는 것을 느낄 수 있다.

종교적 · 문화적인 활동 즐기기 환자가 가진 종교적이거나 문화적인 배경에 관심을 기울인다.

- 성경이나 다른 종교 서적을 큰 소리로 읽는 것은 마음을 안정시킨다.

- 종교적인 축일을 축하하는 것은 환자가 종교적인 믿음을 느끼게 해 준다.
- 지역 자선단체에서 환자가 봉사할 수 있도록 함으로써 다른 사람에 대한 애정을 느끼게 한다.
- 종교행사에 지속적으로 참여하게 하여 환자로 하여금 자신을 가치 있는 존재로 느끼게 한다.
- 아름다운 일출을 관찰함으로써 환자의 기운을 북돋아 주고 자신이 우주와 조화를 이루고 있다고 느끼게 한다.
- 유명한 화가의 화집을 보거나 박물관에 가는 것은 환자에게 정신적인 자극을 준다.

환자가 예전에 잘했던 일을 재인식시키기 환자의 재능에 대한 기록을 살펴보고 환자가 다시 그 재능을 되도록 많이 발휘할 수 있게 격려한다.

- 칼로 나무를 다듬는 일은 환자가 생산적인 일을 하고 있다고 느끼게 한다.
- 유명한 연설이나 시를 외워 보게 함으로써 성취감을 느낄 기회를 준다
- 아이들과 장기를 두는 것은 놀이 기회를 제공한다.
- 버드나무 껍질로 피리를 만들며 옛날 이야기를 할 수 있다.
- 튀김요리나 특별한 전통요리를 함으로써 환자만의 음식문화를 존중해 준다.
- 팽이 돌리기는 환자가 다른 사람에게 쉽게 가르쳐 줄 수 있는 전통놀이이다.

독창적인 그림 그리기와 만들기 그림 그리기와 공예에 대한 이해는 환자가 아직 가지고 있는 재능을 발휘할 수 있게 해 준다.

- 집이나 학교 같은, 어린 시절과 관련된 추억을 그림으로 그리는 것은 환자에게 안정감을 준다.
- 환자가 잘 아는 그림이 실린 화보집을 보게 해서 자신감을 준다.
- 찰흙으로 동물을 만드는 것은 환자의 감각을 자극한다.
- 솔방울, 나뭇잎, 깃털 등을 주워서 즉흥적으로 모빌을 만들어

요양시설이나 주간보호센터의 활동에 대한 평가

당신이 요양시설이나 주간보호센터를 찾고 있다면 놀이나 활동이 풍부한 곳을 선택하라. 놀이가 좋은지 평가하는 가장 간단한 방법은 당신이 그 놀이를 한다면 즐거울지 생각해 보는 것이다. 활동이나 놀이는 감각을 자극해야 하고 육체적인 운동이 포함되어야 하며, 날씨만 허락한다면 밖에서 할 수 있는 것이 좋고, 음악이나 다른 예술을 곁들이는 것이 좋다.

활동이나 놀이는 개인의 수준에 맞춰야 하며, 요양시설이나 주간보호센터에 있는 환자의 일대기를 참고하는 것이 좋다. 매일 빙고게임만 해서도 안 되며 만들기를 너무 많이 해도 좋지 않다. 많은 사람이 놀기보다는 일하기에 더 많은 관심을 기울이며 살아왔다. 따라서 활동은 재미 이상의 무언가가 있어야 하며, 치매환자의 관심을 끌 수 있는 활동이어야 한다.

보는 것은 과거의 예술 감각을 되살려 준다.

- 선물로 줄 오렌지를 마른 향나무 가지로 덮는 일은 풍부한 감각적 경험을 하게 한다.
- 파티의 장식을 준비하는 것은 환자에게 단체활동에 참여할 기회를 준다.

결론

여기서 언급한 활동이나 놀이는 단지 시작에 불과하다. 분명히 재료나 돈을 들이지 않고 즉흥적으로 할 수 있는 더 많은 놀이가 있다. 놀이나 여가활동 그 자체보다 방법에 치중하기 때문에 실패하는 경우가 많다. 가장 좋은 친구의 요령은 당신이 '무엇을 했느냐' 가 아니고 '지금 하고 있다' 는 사실이 중요함을 잊지 않는 것이다. 환자가족모임에서 한 가족이 들려준 경험담을 좋은 예로 들 수 있다. 아들은 매주 토요일 길거리 장터에 다녀올 때마다 어머니에게 꽂꽂이가 된 꽃을 갖다 드렸다. 어머니는 항상 미소로 답하며 자신의 아파트를 아들이 가져온 꽃으로 장식하곤 했다. 어느 날 아들이 장에 너무 늦게 가서 꽃이 모두 팔려서 여러 가지 꽃이 섞인 꽃다발 묶음을 샀다. 아들은 아파트에 도착해서 어머니께 전과 같은 꽃다발을 사오지 못한 점을 사과하고 대신 꽃꽂이 하는 것을 돕겠다고 하였다. 함께 이야기 하고 어느 꽃이 꽃병의 어디로 가면 좋을지 서로 상의하며 꽃향기와 색에 대하여 의견을 나누고, 한 시간쯤 지났을 때 아들은 그가 늘 미리 꾸며져 있는 꽃꽂이를 사다 드린 것이 실수였음을 깨달았다. 자르고 손질하고 꽃꽂이를 해야 하는 꽃다발을 가져와서 함께 일하는 즐거움을 나눌 수 있었던 것이다. 이번에 어머니는 의미가 다른 미소를 지었다. 꽃을 즐기고 자신이 직접 꽃꽂이를 하면서 얻은 성취감으로 행복해 한 것이다.

아들은 어머니의 아파트를 떠나면서 "어머니, 어머니보다 꽃꽂이를 잘하는 사람은 없을 거예요. 어머니가 하신 꽃꽂이는 정말 훌륭해요. 꽃도 아름답고 어머니도 아름다우세요." 하고 칭찬하였다.

가장 좋은 친구되기

- 가장 좋은 놀이나 활동은 환자가 즐거워하는 것이어야 하고 의미가 담긴 것이어야 한다.
- 놀이는 길지 않아야 하고, 미리 계획하지 않는 것이 좋다. 자연스럽게 할 수 있고 몇 분 동안 즐길 수 있으면 된다.
- 당신이 간호를 놀이로 생각한다면 그 일을 훨씬 더 잘 해낼 수 있을 것이다.
- 주간보호센터나 요양시설을 평가하는 좋은 방법 중 한 가지는 놀이 내용을 보는 것이다. 당신이 환자라면 그 활동이 즐겁겠는가? 당신의 가족인 환자가 그 활동을 즐길 수 있겠는가?

09

내면의 요구

–정신세계와 종교

치매가 생기면 환자의 영혼이나 종교적인 신념에는 어떤 변화가 생기는지 환자 가족이 물어볼 때가 있다. 환자가 성경이나 기도 또는 다른 종교적인 행사의 내용을 기억하지 못해도 종교적일 수 있는가? 환자가 집에만 있는 상태에서도 자연과 영적인 교감을 가질 수 있는가? 우리는 '그렇다'고 믿는다.

제임스 홀로웨이 박사는 예일 대학교 철학과에서 박사학위를 받았다. 최근 "정신이란 무엇인가?" 하는 질문을 받았을 때 치매 때문에 그는 예전처럼 조리 있고 학구적인 대답을 할 수 없었다. 대신 그는 "어려운 질문이군요! 글쎄요, 나는 한 가지는 확실하게 말할 수 있어요. 그것은 많은 사람이 생각하는 그런 것은 아니에요. 그것은 멀리 있는 것도 아니에요. 자신을 자신답게 만들어 주는 것이죠."라고 간단하게 대답했다.

우리는 특히 '자신답게 만들어 주는 것' 이라는 그의 마지막 표현을 좋아한다. 굶주림을 없애 줄 음식이나 밤에 따뜻하게 지낼 수 있는 잠자리는 생존에 기본적인 것이다. 그러나 인간으로서 자신을 정의해 주는 삶의 의미, 위치, 목적에 대한 물음이 있다. 많은 사람이 종교적 믿음에 매달려서 영적인 교감을 갖기 위하여 노력한다. 어떤 사람은 시각적인 예술이나 음악 또는 자연을 통하여 영적인 욕구를 충족시킨다.

치매환자가 옷 입는 것을 도와주는 것처럼 환자가 기본적인 영적인 필요를 충족시킬 수 있도록 도와주어야 한다. 환자는 누군가가 데려가 주지 않는다면 대중과 섞일 수 없다. 야외활동을 좋아하는 환자가 요양시설에 갇혀서 햇살에 몸을 맡겨 보지도 못하고 새소리를 들을 수도 없는 상황에 처해 있을 수도 있다. 화가가 물감이나 그림붓을 집어 드는 행동을 할 수 없게 될 수도 있다.

치매환자 간호에 선구자인 톰 키트우드 박사는 간병인으로서 우리의 역할은 '인간 영혼의 치유자' 가 되는 것이라고 주장하였다. 치매환자를 정신적인 것을 박탈한 상태로 두는 것보다 인간의 영혼을 치료하는 것이 중요하다. 환자의 정신적인 요구를 충족시켜 주어야 한다. 반면에 간호하는 사람의 목표가 치매환자에게 영적인 것을 강제로 떠먹여 주는 일이 되어서는 안 된다. 목표는 환자를 위하여 정신적인 여유나 영적인 순간을 만들어 주는 것이다. 이 장에서는 당신이 이런 일을 할 수 있게 해 주는 아이디어를 제공할 것이다.

환자의 종교적인 행사를 축하해 주기 치매환자도 어린 시절부터 종교적인 행사에 참여했을 것이다. 그들은 종교행사에 참여하였고, 종교교육을 받았고, 성가대에서 노래를 부르기도 하였으며, 신앙심 깊은 지역사회의 대표로서 환자를 방문하기도 하였고, 지역사회 종교 지도자로 활동하였을 수도 있다. 다른 사람과 신 또는 다른 영적인 것에 대한 이런 유대감은 그들의 인생에 의미와 목적을 부여한다. 환자가 종교적인 행사의 세부사항을 완전히 이해하거나 기억하지는 못하지만 치매가 이 모든 것을 부정하게 만들지는 않는다.

초기 치매환자는 예전처럼 또는 조금만 도와주면 자신이 참여해 온 종교활동을 계속할 수 있다. 환자는 예배에 참여하거나 사교모임에 가거나 집 안에 갇혀 지내는 친구에게 식사를 가져다주거나 성가대의 일원으로 계속 활동하면서 사회적인 유대관계를 지켜 나갈 수 있다.

클라라리 아놀드는 최근 기억에 이상이 생겼다는 이유 때문에 소중한 활동을 포기할 수는 없었다. 그녀는 대학을 졸업하고 나서부터 교회에서 노래를 불러 왔다. 그녀는 아직도 악보를 읽을 수 있고 성가대원인 친구들을 사랑한다. 일요일 아침마다 클라라리는 성가대 옷을 입고 복도를 따라 내려가서 성가대 위쪽에 있는 자기 자리에 선다.

이런 주일 행사는 종교적인 행사에 참여하고 싶어 하는 클라라리의 욕구를 만족시켜 줄 뿐만 아니라 그녀의 음악적 재능을 사용하여 다른 사람을 돕는다는 또 다른 의미를 부여한다.

치매환자의 가족은 치매환자의 종교적인 신념을 만족시킬 수 있는 방법을 우리에게 가르쳐 주었다.

- 잘 아는 찬송을 부르거나 종교음악 듣기

- 성경이나 기타 다른 종교서적을 환자가 직접 읽거나 다른 사람이 읽어주기
- 직접 기도하거나 다른 사람이 하는 기도에 참여하기
- 성찬식 같은 종교행사에 참여하기
- 십자가나 촛대 또는 묵주 같은 종교적 상징물 지니기
- 간호하는 사람의 행동에서 신의 사랑을 보고 느끼기

이런 종교적인 활동은 환자가 어떤 곳에 거주하든지 신이 있는 어디서나 즐길 수 있다. 질환이 진행됨에 따라 간병인은 좀 더 독창적일 필요가 있으며, 환자가 영적으로 자신의 종교에 연결될 수 있도록 도와주어야 한다.

편안하게 만들어 주는 습관 찾아주기

치매가 많이 진행된 가톨릭 신자인 조세핀은 눈을 감고 앉아서 이해할 수 없는 말을 웅얼거리곤 한다고 시카고에 있는 알츠하이머병 가족간호센터의 도로시 세먼이 말했다. 이런 소리를 낼 때 조세핀은 손을 반복해서 둥글게 움직이곤 하였다. 누군가 "아마 로자리오 기도를 드리고 있을 거예요."라고 말해 줄 때까지 모두 영문을 모르고 있었다. 조세핀이 같은 손동작을 하고 있을 때 누군가가 손에 묵주를 쥐어 주었다. 조세핀은 묵주 알을 돌리기 시작했다. 그녀의 눈에 눈물이 고였고, 직원을 바라보는 눈에서 빛이 났으며, 그녀는 십자가 상에 입을 맞추었다. 이는 환자를 종교와 연결시켜 준 것이었고, 환자에게 안정을 찾아 주었다.

환자가 더 이상 종교행사에 참석하지 못하게 되면 가족은 절망에 빠진다. 이때 필요한 가장 훌륭한 대답은 "신께서는 가장 신을 필요로 하는 사람을 보살피고 사랑하신다."라고 환자가족모임에 참석한 누군가가 말했다.

단순함을 이용하기 치매환자의 세상은 좁다. 국제적인 은행가였던 환자는 책상 서랍을 한 시간에 한 번씩 정리한다. 감식가이자 요리사였던 환자는 죽을 끓이고 맛을 볼 뿐이다. 많은 사람이 이런 상실에 절망하지만, 자신의 기대가 변해야 하는 시점이 되면 단순하고 반복적인 일에서도 기쁨을 찾을 줄 알아야 한다. 이런 일은 환자를 자신보다 더 넓은 것과 연결해 주며 영적인 의미를 간직하게 해 주기도 한다.

> 에디스 헤이스는 네 잎 클로버를 찾는 것을 좋아했다. 그녀는 특별한 일이 있을 때마다 가족과 친구에게 편지를 쓰고 행운을 빌어 주는 말린 네 잎 클로버를 동봉했다. 지금 그녀는 알츠하이머병을 앓고 있어서 더 이상 편지를 쓸 수 없지만 아직도 행운을 주는 네 잎 클로버 찾기에서 기쁨을 느꼈다. 이런 단순한 활동은 다른 사람에게 선물할 것을 찾는 환자의 정신적인 욕구를 충족시켜 주는 것이다.

또 다른 단순한 활동은 아이들이 가진 마술과 힘을 이용하는 것이다. 대부분의 치매환자는 대통령의 이름도 댈 줄 모르는 아이들의 순진무구함과 단순함을 좋아한다. 소파에 앉아서 클래식 음악을 듣는 것이 정신을 살찌게 할 수도 있다. 이처럼 단순하고 친숙한 기도나 성서 읽기가 치매환자의 긴장을 가라앉혀 준다.

독창적인 예술활동 찾아보기 모차르트의 음악이나 피카소의 그림과 같은 독창적인 예술은 우리를 속세에서 벗어나게 해 주고 우리의 삶을 돌아보게 하며, 우주 속에서 자신의 위치를 가늠하게 한다. 이런 인간적인 예술성의 표현은 우리를 영적인 존재로 만들어 준다. 고대 사람들은 동굴에 그림을 그렸고, 음식 담는 그릇에 장식을 하였으며, 시간이 흘러 시와 극장을 만들었다. 이처럼 인간은 오랜 세월 동안 예술성을 발휘해 왔다.

그림 그리기, 조각, 예술을 즐기는 것은 독창적인 표현에 대한 욕구를 만족시켜 준다. 실제로 샌프란시스코 대학교의 브루스 밀러 박사는 어른에게는 없는 어린 시절의 독창성과 상상력이 특정 유형의 치매환자에게 생기는 것을 발견하였다.

춤을 추거나 리듬감 있게 움직이기, 악기 연주나 단순히 손으로 박자를 맞추는 것조차 정신세계를 열 수 있는 행동이 될 수 있다. 우리가 만난 한 치매환자 가족은 아프리카 북을 치는 것을 선택하였는데, 북을 치는 동안 환자는 좌절감이 사라지고 독창적인 세상을 느낄 수 있게 되었다. 치매환자는 모나리자 그림을 보면서 한 시간을 보낼 수 있다. 대부분이 그림을 알아보기는 하지만 그림의 제목을 댈 수 있는 경우는 별로 없다. 모임의 지도자가 유명한 모나리자의 미소에 대하여 어떻게 생각하는지 물어보았다. 한 환자는 누군가 미소에 대하여 하는 농담을 들었다고 말했다. 다른 남자는 모나리자가 사랑에 빠진 것 같다고 대답하였다. 모나리자가 아름다운지 환자들에게 물었을 때 모두 그렇다고 대답하였다. 이처럼 치매환자도 예술을 이해하고 감동을 받는다.

당신의 영적인 삶을 살찌우기 간호는 어려운 일이며 때로 가장 가까이서 간호를 맡은 가족이나 담당자가 금방 탈진해 버리는 일도 있다. 이런 탈진을 막는 방법 중의 하나는 자신의 정신적인 요구에도 관심을 기울이는 것이다. 자신의 정신적인 삶을 돌보는 것에는 신앙생활을 계속하고 잡지를 읽거나 일기를 쓰고 악기를 연주하거나 외출하는 것 등이 포함된다. 신앙을 가진 많은 사람은 간호하는 일을 신의 사랑을 보여 줄 수 있는 한 방편이라고 생각한다.

> 탭 스티븐과 그의 아내 프랭키는 음악활동과 노래 부르기에 참여하고 있다. 탭은 또한 자신과 비슷한 경험을 하게 될 사람을 도와야 한다는 강력한 신념 때문에 시를 쓴다. 그와 프랭키는 병을 통하여 그가 겪는 것을 기록영화로 만드는 일에 참여하고 있다. 알츠하이머병 때문에 상실감을 느끼지만, 두 사람은 매일매일의 삶에서 자신의 정신적인 가치를 느끼고 축하하며 살고 있다고 믿는다.

자신의 영적인 필요를 충족시키는 다른 방법은 종교단체를 통하여 도움을 받는 것이다. 많은 단체에 노인문제를 담당하는 '노인복지 담당자' 가 있다.

알츠하이머병이 서서히 조금씩 진행되기 때문에 당신이 속한 종교단체의 다른 사람이 당신의 문제나 요구를 알기는 쉽지 않다. 당신이 속한 종교단체가 치매와 간병에 수반되는 문제를 잘 이해하지 못한다면 전문가를 불러 강의를 듣거나 그 단체 내에 지지모임을 조성할 수 있는지 알아보아라.

자신의 정신적인 삶을 돌보는 것은 슬픔과 상실, 죽음에 관하여 생각해 볼 시간을 갖는 것도 포함한다. 이 분야의 전문가에게 조언을 구하는 것도 도움이 될 수 있다.

정기적인 종교행사를 대신할 수 있는 일

- 기도, 성경 읽기, 찬송, 예배의 주요 의식 같은 행사의 일부에 참석한다.
- 규모가 작고 형식이 자유로운 예배나 모임에 참석한다.
- 찬송이나 축일 기념행사 같은 특별한 예배에 참석한다.
- 예배가 없을 때 종교시설을 방문하여 가만히 앉아 '영적인 공간'을 음미한다.

질환의 말기까지 필요한 영혼의 보살핌 초기 치매환자는 될 수 있는 한 독립적으로 생활하도록 해야 하며, 환자 스스로 필요한 것을 채울 수 있다.

> 알츠하이머병 환자인 필 즈위크의 경우 그의 바다에 대한 열망을 치매도 막지 못하였다. 지금도 그는 산타바바라에서 윈드서핑을 즐기고 있다. 이를 통해 환자는 바다와 돌고래, 고래, 푸른 하늘과 바람을 느끼는 것이다. 이것이 그에게 안정과 평화를 가져다준다.

치매가 진행됨에 따라 환자가 할 수 있는 일은 점점 적어짐으로써 많은 종교단체에 가정방문 프로그램 담당자나 자원봉사자가 있어서 집이나 요양시설에서 예배를 드릴 수 있도록 도와준다. 환자가 주간보호센터나 요양시설에서 지낸다면 환자에게 종교적으로 중요한 것이 무엇인지 담당자에게 알려 주는 것도 중요하다.

> 애니 홀만은 그녀가 일생 동안 열심히 참여한 교회에 더 이상 갈 수 없다. 그러나 그녀는 가장 좋아하는 찬송가를 듣고 그녀를 향한

미소를 보고 누군가의 손길을 느끼며, 누군가 자신의 이름을 부르는 것을 들으며 즐거워한다. 이것은 그녀가 교회를 통하여 알게 된 그 사랑에 환자를 연결시켜 주는 것과 같았다.

인생의 마지막 단계에서 영적인 간호를 제공하는 방법은 사람마다 다르다. 당신은 환자에게 어떤 방법이 가장 도움이 되는지 알게 될 것이다. 어머니는 당신이 사랑한다고 말하면 미소를 짓는가? 어머니는 목사님이 함께 기도할 때 평화로워 보이는가? 당신이 손을 잡으면 어머니는 이에 응답하는가? 어머니는 자신이 가장 좋아했던 찬송을 아직도 좋아하는가? 손자들이 방문하면 정신을 차리는가? 어머니는 자신을 사랑하는 누군가가 있다는 사실을 아는가? 생의 마지막 단계에서 정성스럽고 사랑이 담긴 간호는 환자에게도 당신에게도 정말 필요하다.

명상의 위력

오리건의 포틀랜드에 있는 삼위일체 알츠하이머병 주간요양 프로그램 남낭사인 베슬리 캉리븐은 '외적인 사회활동을 하는 것만큼 조용한 명상의 시간을 갖는 것이 중요하다.' 고 말한다. 그는 '치매환자의 활동을 담당하는 전문가는 종종 밖에서 하는 활동에만 관심을 기울이고 내면을 들여다보는 명상의 시간이 필요하다는 것을 간과하기 쉽다.' 고 지적한다.

결 론

치매환자들은 "집에 가고 싶어. 우리 집에 가고 싶어." 하며 우는 경우가 많다. 우리는 이런 표현이 특별한 장소에 가고 싶은 것이기보다는 정신적인 유대감을 바라며 우는 것이라고 해석한다. 집은 지금 있는 장소나 치매에서 벗어나 더 행복한 시간을 보낼 수 있는 더 안전한 장소를 의미하는 것이다.

간병인으로서 당신은 환자를 위하여 물리적으로 불가능하다면 정신적으로 환자를 '집' 에 갈 수 있게 하는 종교적인 공간이나 시간을 마련해 주어야 한다. 애정을 가지고 간호를 하면 제한적이나마 환자가 신앙이나 정신세계에 나름대로 유대감을 느끼게 된다. 가족이 환자를 소중하게 여기면 가정은 그 자체가 성스러운 장소가 된다. 간호가 훌륭하고 담당자들이 잘 훈련되어 있다면 요양시설도 성스러운 곳이 될 수 있다.

환자에게 좋은 놀이와 살기 좋은 환경을 제공한다면 기대하지 못한 일들이 일어날 수도 있다. 이런 영적인 공간은 환자뿐 아니라 당신 자신을 위해서도 필요하다.

어머니와 산책을 할 때 나는 환자에게 주의를 기울이려고 노력했지만 나 자신의 문제에 골몰하게 되었어요. 직장문제, 결혼생활의 문제 그리고 재정적인 문제에 신경을 쓰게 되지요. 어머니가 갑자기 "이것 좀 봐!" 하고 말해서 쳐다보았을 때 나무 말고는 아무것도 없었어요. "예쁜 파란 깃털을 가진 저 새를 좀 보렴." 하고 말할 때도 나에게는 아무것도 보이지 않았어요. 나뭇가지를 샅샅이 살펴보고 나서야 그 새를 발견할 수 있었죠. 이 일은 어머니와 나 자신의 세상을 되돌아보는 계기가 되었어요. 어머니는 나뭇가지에서 아름다운 새를 발견하고, 아름다운 꽃향기를 맡고, 멀리서 들리는 음악소리를 듣지만 나는 이 모든 것을 모르고 살았죠. 알츠하이머병이 어머니를 자연과 교감할 수 있도록 만들어 주었고, 어떤 면으로는 영적인 측면을 되돌려 준 거죠. 나는 완전한 인지능력을 가지고 있지만 나를 둘러싼 어떤 것도 볼 줄 몰랐어요. 나는 어머니에게 배울 것이 아직도 많아요.

역설적이지만 인지능력의 상실이 환자를 정신적으로 좀 더 충만하게 만들며, 영혼이 원하는 것이 무엇인지 잘 알게 만들어 줄 수 있다. 치매환자는 친숙한 종교적인 상징물이나 성상, 아름다운 일몰, 음악 또는 예술작품을 더 잘 알아보고 이해하기도 한다. 우리가 정신세계나 현세에 대하여 생각해 보는 시간을 가질 때 치매환자의 영혼을 살찌우는 바로 그것이 우리 자신에게도 유익하다는 것을 알게 된다.

가장 좋은 친구되기

- 모든 환자는 영혼을 가지고 있고, 종교인도 무신론자도 영적인 시간을 필요로 한다.
- 환자가 가능한 한 종교적인 체험을 많이 할 수 있도록 하는 것이 중요하다.
- 예술, 자연 그리고 가족과 친구처럼 형식적인 종교의 틀 밖에서 환자가 인생의 의미와 목적을 찾을 수 있는 방법을 모색하라.
- 치매환자에게 가장 좋은 친구가 되면 영적인 간호를 하게 될 것이다.

10

도움 구하기

–장기간호에 대한 길잡이

알츠하이머병이나 다른 종류의 치매환자 간호는 대개 가정에서 이루어진다. 특별한 일이 있는 경우만 고용 간병인의 도움을 받는다면 가정간호가 더 경제적이다. 가정에서는 모든 활동이 원래대로 유지된다. 예를 들어, 환자는 즐겨 앉던 안락의자를 계속 이용할 수 있고 자신이 좋아하는 옷을 입을 수 있으며, 애완견과 즐거운 시간을 가질 수 있다. 집에 있는 환자는 여전히 지역사회의 일원이며 친구들도 자주 볼 수 있고, 지역사회 행사에 참여할 기회가 더 많다. 가정은 환자가 가장 안전하고 편안하게 느끼는 장소다.

그러나 알츠하이머병은 계속 진행되기 때문에 세심하고 장기적인 가정간호 계획을 세웠어도 변경해야 하는 순간이 온다. 환자의 건강상태가 가정에서 간호할 수 없을 정도로 나빠질 수도 있으며, 간호하는 가족의 건강상태에 변화가 생기기도 한다. 이런 이유 때문에 장기적인 간호계획을 미리 세우고 생각해 두는 것이 좋다. 장기간호계획은 가정에서 고용 간병인을 두는 방법부터 성인주간보호센터 이용 그리고 주거용 요양시설 입주까지 포함된다. 어떤 내용이 포함되어야 하고, 무엇이 필요한지 적절하게 자문을 받는 것이 간호하는 동안 길잡이가 되고 올바른 선택을 할 수 있도록 도움을 줄 것이다.

가정간호

환자를 가정에서 간호하게 되면 환자의 독립성을 최대한 유지할 수 있다. 부부는 항상 함께 살기를 원하며, 문화에 따라 다르지만 한 가정에 여러 세대가 함께 사는 경우도 흔하다. 성공적인 가정간호를 위하여 가까운 친구나 이웃 또는 가족에게 도움을 받을 수 있다.

가족에 의한 간호가 보통이지만 많은 환자 가족이 때때로 고용 간병인이나 도우미를 필요로 한다. 이런 도우미를 세 가지 유형으로 분류하면 다음과 같다.

- 가정부: 청소, 세탁, 식사, 장보기 같은 간단한 집안일을 돕는 경우
- 간병도우미: 환자의 식사, 목욕, 옷 입기, 화장실 가기 등을 돕는 경우
- 전문간호사: 환자에게 투약하고, 주사를 놓고, 당뇨 조절, 물리치료, 창상치료, 정맥주사 그리고 작업치료 담당

이런 도우미는 개인적으로 고용하거나 전문 알선단체를 통하여 이용할 수 있다. 전문 알선단체를 이용하면 비용이 더 들기는 하지만 적절한 보험규정과 월급체계를 가지고 있으며, 기본적인 간병교육을 실시하고 있고, 신원이 보장된다는 장점이 있다. 환자가 기본생활보조금을 지원받는다면 가정간호에 대한 재정지원을 받을 수 있고, 간호를 맡은 가족에게 지원금을 지급하기도 한다. 장기간호보험을 든 사람은 재정적 지원에 관한 규정을 알아보아야 한다.

도우미를 구할 때 도움이 되는 몇 가지 사항을 살펴보자.

가정도우미 구하기 가정도우미 구인광고를 낼 때는 집 주소를 올리지 않는 것이 좋다. 자세한 전화 인터뷰를 통하여 그 사람의 배경과 가정간호에 대한 관심도를 알아볼 수 있다. 당신의 직관을 신뢰해야 한다. 지원자가 믿음직스럽지 못하다면 다른 지원자와의 인터뷰가 남아 있으며, 직접 만나 보고 싶은 경우 전화하겠다고 말해 준다.

개별적으로 면담한 사람 중 적절한 사람이 있으면 집으로 불러서 환자를 대하는 태도를 직접 관찰한다. 그리고 당신이 바라는 것을 이야기한다. 이때 참고사항을 항상 확인해야 한다.

피고용인과 간단한 계약서를 작성하고, 일거리 목록을 적어 두고 채용을 결정하기 전에 검토해 본다. 여기에는 출퇴근 시간과 해야 할 일이 포함되어야 한다. 집안일(청소, 점심식사 준비, 빨래)과 환자간호 관련 업무(양치질 돕기, 운동/산책, 목욕 돕기)를 구분하여 정리한다. 대부분의 도우미가 하루 최소 4시간은 일하고 싶어 한다는 것을 염두에 두어야 한다.

고용 규정이나 규칙에 관해서는 법적인 후견인이나 회계사 또는 지역사회 전문가의 도움을 받는 것이 좋다. 근거를 남기지 않고 월급을 주는 것이 이익이 될 수도 있지만 이는 바람직하지 못하며 법적으로 정당하지도 않다. 피고용인에게 불만이 생기거나 다치거나 나중에 피고용인의 권리에 대하여 잘 알고 나서 비용이 많이 드는 소송을 제기할 수도 있다. 회계사는 세금 보고와 당신이 지불해야 하는 다른 책임들도 대행해 준다.

사람을 고용하는 일은 쉽지 않다. 피고용인이 대접받고 있다는 느낌이 들도록 환경을 조성해야 하며, 때로 피고용인이 환자나 가족에게 도움이 되지 못하고 오히려 함께 일하는 것이 힘들 수도 있다. 이런 일은 자주 발생하며, 환자를 위하여 피고용인이 일을 계속하는 것이 의미가 없다고 판단되면 그만두게 하거나 근무시간을 줄인다. 당신이 부모님과 같이 살지 않지만 수입을 관리하고 있다면 피고용인과 계속 연락을 주고받아야 하며 피고용인에게 자신이 하는 일이 매우 중요하다는 생각을 심어 주어야 한다.

환자가족모임에 참여했던 어떤 사람이 가정도우미 두기를 꺼리던 부모님을 지혜롭게 설득했던 경험을 말해 주었다. 부모님도 처음에는 도우미 고용에 합의하였고, 가족은 도우미가 훌륭하다고 판단했지만 일주일 정도 지나자 부모님은 도우미를 그만두게 하고 싶어 하였다. 딸은 검소한 부모님에게 이미 한 달 월급을 지급해서 지금 도우미를 그만두게 하면 낭비라고 말씀드렸다. 그러자 부모님도 계속 고용하는 데 합의하였고, 월말쯤에는 도우미에게 적응하게 되었고 좋아하셨다.

대부분의 도우미는 치매 간병에 대한 적절한 교육을 받지 못하였기 때문에 추가 교육을 실시하는 것이 좋다. 교육에는 도우미를 알츠하이머병 워크숍에 참여하게 하거나 치매에 관한 기사나 안내서를 복사해 주고 책을 함께 읽는 것이 포함된다.

환자에 대하여 기록한 일대기의 중요성도 잊지 말아야 한다. 도우미에게 환자에 대하여 말해 주고, 알아 두어야 할 사항을 메모하게 한다. 또한 도우미가 환자의 가장 좋은 친구가 될 수 있도록 해야 한다. 그러므로 당신과 개인적인 친분을 유지하면서 동시에 직업적인 구분을 명확히 유지하는 것이 좋다. 당신이 피고용인을 잘 대접해 주지 않으면 그 사람 역시 환자에게 잘하지 않을 것이다. 당신이 피고용인에게 친절하게 대한다면 그들도 환자에게 친절하게 할 것이다. 무엇보다 당신 스스로 간병인에게 훌륭한 간호의 모범을 보이고 환자의 가장 좋은 친구가 되어야 한다. 당신이 직접 환자에게 친절하게 하고 잘 도와주는 모습을 피고용인에게 보여 주는 것이 가장 좋은 시범을 보이는 것이다.

도움 청하기

환자의 간호를 맡은 가족은 다른 가족이나 친구들이 간호를 돕고 싶지만 어떻게 도와야 할지 몰라서 돕지 못함에도 불구하고 도움을 청하지 못할 때가 있다. 여기 가족이나 친구에게 도움을 청하는 몇 가지 방법을 제시하였다.

"이번 아버지 생신에 네가 꼭 왔으면 좋겠구나. 꼭 오거라."라고 말하는 것처럼 도움이 필요한 부분을 명확하게 한다. 돕고 싶어 하는 이웃에게 가끔 장보는 일을 부탁해도 좋을 것이다.

당신이 필요로 하는 것을 가족이 이미 알고 있어야 한다고 생각하지 말아야 한다. 당신이 필요한 것을 가르쳐 줘서 그들이 당신을 도울 수 있게 하여야 한다. 도와 달라는 말을 직접 하는 것이 어색하다면 바라는 내용을 글로 써서 전달하는 것도 좋다.

다른 가족도 환자의 병에 대하여 부정하고 싶은 마음과 복잡한 감정이 있음을 이해하고 그들에게 극복할 시간을 주어야 한다.

같은 가족이라고 해도 간호에 대한 능력의 차이가 있음을 인지해야 한다.

도움을 청하는 것이 다른 가족에게 부담을 주는 일이라고 생각하지 마라. 다른 가족도 돕고 싶어 하며, 사랑과 보살핌을 줌으로써 만족을 얻을 수 있다.

다른 사람의 도움이나 간호에 대하여 지나치게 비판적이거나 옳고 그름을 판단하지 마라. 사람마다 간호방식, 보살피는 스타일 그리고 심리적인 면 등이 각기 다르기 때문이다.

성인주간보호센터

가정에서 간호가 순조롭다고 하더라도 우리는 모든 가족에게 성인주간보호센터를 이용하도록 권한다. 이런 시설의 수가 점차 증가하는 것은 치매환자와 가족을 도우려는 국가 차원의 노력을 반영하는 것이다. 1980년대 초반 알츠하이머병에 대한 사업을 시작했을 때만 해도 대부분의 사람은 주간보호센터를 단지 가족이 휴식할 수 있도록 도와주는 곳으로 생각하였다. 그러나 이런 주간보호센터가 가족을 돕는 것 이상으로 치매환자에게도 도움이 된다는 것이 곧 밝혀졌다. 가족은 환자가 주간보호센터에 다니면서 더 행복해 하고 문제행동이 적어졌으며, 밤에 잘 자는 경우가 많아졌다고 한다. 주간보호센터의 역할에 대하여 회의적이던 신경과 의사들도 이런 시설이 환자에게 치료기능을 가지고 있다고 인정하였다. 많은 환자의 가족이 환자가 집에서보다 성인주간보호센터에서 다른 사람에게 더 잘한다고 말한다. 아마 이것은 환자들이 사회적인 관계 속에서 행동하고 낯선 사람에게 무례하게 구는 것은 예의에 어긋난다는 관습을 지키기 때문일 수도 있고, 우정의 힘일 수도 있다.

주간보호센터는 직장 근무시간에 문을 열며 차량을 제공하기도 하고, 노인들과 치매환자가 도움을 받으며 할 수 있는 활동을 제공한다. 일부 센터에서는 성장장애가 있거나 머리에 손상이 있는 환자 또는 특별한 도움을 필요로 하는 환자들이 섞여 있는 경우도 있다.

성인주간보호 프로그램은 장기간호의 가장 중요한 부분을 차지한다. 시설마다 비용에 차이가 있지만 가장 비싼 곳도 전문 가정간호사를 두거나 장기요양시설에 입주하는 것보다 훨씬 저렴하다. 많은 주간보호센터가 가정의 수입에 따라 비용에 차등을 두는 비영리단체다.

휴식은 간호하는 가족에게 절대적으로 중요하다. 골프를 치거나 직업을 계속하거나 잠을 자거나 밀린 집안일을 하거나 친구를 방문하기도 하며, 간호의 어려움에서 벗어나는 시간을 가질 필요가 있다. 어떤 가족은 집에서 쉬는 사치스러움을 즐기기 위하여 주간보호센터를 이용한다고 말하기도 한다. 이런 시간에 서류를 정리할 수도 있고 낮잠을 자기도 하며, 정원 일을 하거나 안락의자에 발을 얹고 쉬기도 하며, 책을 읽을 수도 있다. 환자는 주간보호센터에서 바쁜 일정에 따라 움직이므로 집에 오면 피곤해서 잘 자게 되므로 밤에도 편안하게 보낼 수 있다.

부모가 자녀의 도움을 거절할 때

부모 중 한 사람이 알츠하이머병이나 다른 종류의 치매환자로 진단받는 것은 큰 충격이 아닐 수 없다. 부모는 스스로 문제를 해결하기를 원할 것이다. 이런 경우 성인이 된 자녀가 도울 수 있는 몇 가지 방법을 제시하면 다음과 같다.

- 자주 전화를 하거나 방문해서 말벗이 되어 드리거나, 드라이브를 시켜 드리거나, 정원 손질처럼 도움이 될 만한 일을 해 드린다.
- 부모 중 간호를 맡은 사람이 평소 집이나 정원을 손질하던 방법이나 옷 입는 스타일 같은 사소한 사항을 기억해 둔다. 좋아하는 스타일이 바뀔 수도 있다.
- 간호를 맡은 쪽의 부모가 스스로 할 수 없다고 느끼기 전까지는 간호를 전담할 권리가 있다.
- 끊임없이 비난하거나 잔소리를 하거나 원하지 않는 충고 따위를 늘어놓지 않도록 주의하라.
- 인내심을 가져라. 성인이 된 자녀가 도와주기를 원하고 이해해 준다면 간호를 맡은 부모는 도움의 손을 내밀게 된다.

주간보호센터 이용 주간보호센터 이용을 주저하는 가족이 많다. 낯선 곳이기 때문이기도 하지만 가장 큰 이유는 자신의 어머니나 아버지는 그런 곳에 다녀 본 적이 없고 그런 프로그램을 좋아하지 않을 것이며, 환자가 당황할 수 있다는 생각 때문이다. 우리 경험에 의하면 치매환자가 주간보호센터를 처음부터 좋아하는 경우는 없다. 그러므로 가족의 격려가 필요하다. 주간보호센터에 가고 싶어 하지 않는 환자를 격려하는 몇 가지 방법을 소개해 보겠다.

- 환자를 활동적으로 만들어 주는 사교모임으로 주간보호센터를 생각하라.
- 8주 동안 일주일에 두세 번 갈 수 있도록 의사의 처방을 받는다.
- 처음 한두 번은 주간보호센터에서 환자와 함께 커피나 점심을 먹는다.
- 환자가 시설의 자원봉사자가 될 수 있도록 격려한다.

희생이 함정

간호를 맡은 사람이 주변의 모든 도움을 거절하면서 간호의 어려움을 호소한다면 그 사람은 희생의 함정에 빠진 것이다. 간호는 쉬운 일이 아니고, 간병을 맡은 사람은 피곤해지고 판단력이 흐려지게 되며, 때로 명백한 사실을 부정하게 되므로 이런 일이 흔히 발생한다. 희생하는 것은 단기적인 방편에 지나지 않는다. 당신은 환자를 위하여, 당신의 친구와 가족을 위하여, 그리고 당신 자신을 위하여 오랫동안 그 자리에 있기를 원할 것이다.

주간보호센터에 가는 일이 환자에게 일상화되면 그곳은 우정, 행복 그리고 육체적 · 정신적 자극의 원천이 될 것이다. 주간보호센터는 가족과 환자 모두에게 유용하다. 다양한 활동 또한 제공한다. 당신이 주말이나 저녁에 집에서 환자와 무엇을 하며 지낼지 고민한다면 주간보호 프로그램을 찾아보고 그곳의 활동을 참고할 수 있을 것이다.

주거요양시설

대개 가족은 환자가 요양원이나 치매전문 주거시설 또는 전문요양시설에 들어가는 것이 마지막 선택이라고 생각한다. 그런 시설로 입소를 결정하는 가족의 마음에는 다음과 같은 심경이 포함된다.

- 결정에 대한 죄책감
- 환자가 그곳에서 행복하지 못하거나 상처를 받거나 상태가 더 악화될지도 모르며, 시설에 적응하지 못할 것이라는 두려움
- 문제가 발생하였을 때 어떻게 대처하는지에 대한 불확실함
- 환자가 시설에 적응하지 못할 경우 다시 가정으로 돌아오거나 다른 곳을 전전해야 할지 모른다는 두려움
- 환자가 남은 생을 어떻게 보낼 것인지에 대한 불확실성

가장 좋은 친구처럼 간호하는 방법은 당신이 주거요양시설 입소를 고려하기 전에 환자를 가장 먼저 생각하는 것이다. 예를 들어, 주거요양시설이 목욕을 더 자주 시켜 주는 등 더 나은 간호를

제공할 수도 있으며, 다양한 놀이를 즐기고 친구를 사귈 수 있는 기회를 제공하며, 때로는 좀 더 영양이 풍부한 식사를 제공할 수도 있다. '환자를 반드시 집에 모셔야 한다.'는 생각은 훌륭한 결정이고, 희망사항이기도 하지만 가족만이 환자에게 가장 잘한다는 생각에 집착할 수도 있다. 그러나 고려해야 할 또 다른 문제는 바로 간호를 맡은 가족의 건강이다. 때로 간호를 하던 가족의 건강에 문제가 생기기도 하며 가정간호는 너무 벅찬 일이 되기도 한다.

다행히 장기요양시설 내에 치매전문 병동을 두는 경우가 많고 치매전문 의료진이 상주하는 경우가 많다. 대부분이 환자를 훌륭하게 간호하고 있지만 그렇지 못한 곳도 있다. 좋은 곳을 선택하기 위하여 시설마다 어떤 식으로 운영되고 있는지 그리고 담당 의료진이 어떤지 알아볼 필요가 있다. 장기간호에 대한 대책을 세우기 위해서는 전체적인 것을 고려해야 한다. 주거요양시설은 주거보조시설과 전문요양시설의 두 가지로 나눌 수 있다.

주거보조시설 주거보조시설은 지역에 따라 수많은 이름으로 부른다. 여기에는 주거요양시설, 개별요양시설, 성인집단요양시설, 입수요양시설, 지역요양시설 등이 포함된다. 그러나 공통적인 것은 개별적인 간호를 제공하고 24시간 관찰과 보호, 놀이 그리고 건강관련 서비스가 제공된다는 것이다.

- 환자의 개별적인 요구와 기호를 맞추어 준다.
- 환자의 품위, 자율성, 사생활, 독립성, 선택권 그리고 안전을 최대한 보장한다.

• 가족과 지역사회의 협조를 권장한다.

주거보조시설은 소수부터 수백 명의 입주환자까지 규모가 다양하다. 저소득 계층이 정부에서 보조를 받기도 하지만 대부분의 주거보조시설 프로그램은 개인이 경비를 부담한다. 치매환자는 질환을 앓는 동안 의사에게 전문적인 건강관리를 받는 것보다는 일상생활과 개인위생에 대한 감독과 도움을 더 필요로 하기 때문에 주거보조시설이 일반적으로 간호에 가장 적합이다. 시설은 점차 치매환자의 요구를 전적으로 반영하는 쪽으로 변해 가고 있다.

옴부즈맨 프로그램

미국 전체에서 이용이 가능한 장기적인 옴부즈맨 프로그램에는 주거보조시설과 전문간호시설에 사는 치매환자를 위하여 변호를 맡는 자원봉사자가 있다. 옴부즈맨 사무실은 면허위반을 범한 지역시설의 명단을 가지고 있다. 입소를 결정하거나 적당한 장소를 찾기 전에 전화번호부에서 '옴부즈맨' 또는 '장기간호 옴부즈맨'이라고 되어 있는 곳을 찾아 사무실을 직접 방문하거나 전화를 걸어 본다. 그곳은 입소를 고려하고 있는 당신에게 친구가 되어 주기도 하며, 시설 이름과 비용을 알려 주기도 하고, 적당한 장소를 찾는 방법을 도와주기도 한다.

일단 당신 가족이 주거시설에 들어가면 옴부즈맨 사무실은 당신이 직접 해결하지 못하는 시설에 대한 불만이나 문제를 도와줄 수 있다. 옴부즈맨 프로그램은 환자가 정당한 이유 없이 시설에서 퇴거 명령을 받았을 때도 도와준다.

전문간호시설 전문간호시설 또는 치매전문병원은 대부분 가족이 입주간호를 고려할 때 떠올리는 곳이다. 표면상으로 이런 프로그램의 대부분은 주거보조 프로그램과 크게 다르지 않다. 그러나 전문간호시설은 24시간 간호를 맡아 주며, 의료 혜택이 더 많이 필요한 환자를 치료할 수 있는 면허를 가진 의료진이 상주하고 있다. 일부 보험이 전문간호시설에 대한 혜택을 주지만 단기간 입소에 대해서만 보험혜택을 받을 수 있으며, 일반적으로 퇴원 후 재활치료만 보험혜택을 주는 경우도 있다. 환자가 저소득층을 위한 보험에 들었다면 장기적인 전문간호시설 입소에 대한 혜택을 받을 수 있다. 자치단체마다 규정이 다르지만 치매환자의 의학적인 상태에 따라 더 많은 간호감독이 필요한 경우 수준에 맞는 혜택을 받을 수 있다. 예를 들어, 산소, 삽관, 독립보행 불가능, 연하곤란이 있거나 식사에 어려움이 있는 경우에 전문간호시설 입소가 가능하다.

정년퇴직 후 이용하는 연장형 간호시설

다양한 수준의 노인이 한 곳에 모여 사는 퇴직노인을 위한 연장형 간호시설은 독립적인 아파트와 주거보조시설, 전문간호시설의 복합형으로 최근 관심을 모으고 있다. 많은 연장형 간호시설이 비영리단체이지만 입주비를 내야 한다. 입주 시 많은 돈을 지불해야 하며, 이 돈은 연장형 간호시설이 입주자의 여생 동안 필요한 모든 종류의 간호를 보장하는 보험의 일종이라고 할 수 있다. 때로 이런 입주금이 입주자가 경제력이 없어지거나 자신의

독거노인

혼자 사는 노인이 늘고 있는 추세다. 만일, 이런 노인에게 치매가 생긴다면 집은 더 이상 안전한 장소가 아니다. 환자가 실수로 화재를 낼 수도 있고 쓰러진 채로 수시간 또는 수일간 발견되지 않을 수도 있으며, 영양실조가 되기도 하고, 약을 제대로 먹지 못하며 헤매고 돌아다니기도 한다.

당신이 독거노인의 친구이거나 가족이라면 쇠약하고 나이 든 노인에게 관심을 가져야 한다. 가장 좋은 방법은 계속 연락을 취하고 무엇을 요구하거나 비난하지 말아야 하며, 도움이 되는 다양한 서비스나 프로그램을 조용히 찾아보아야 한다. 또한 이웃이나 가까운 친구에게 도움을 부탁해야 하며, 수시로 살펴보고 들러 보아야 한다. 많은 지역사회에서 독거노인에게 연락을 취하고 방문하는 프로그램을 운영함으로써 노인이 고립되거나 위험한 상태에 놓이지 않도록 하고 있다. 그러나 환자가 도움을 거절한다면, 그리고 법적으로 문제가 없다면 당신이 법적으로 할 수 있는 일은 많지 않다.

앞에서 언급한 것처럼 영양실조에 걸리거나 단순히 식사를 잘 하지 않는 것처럼 환자가 자신이나 다른 사람에게 위험을 초래할 가능성이 있다면 노인보호 프로그램이 필요하다. 사실 많은 전문가가 '보고해야 할 의무'가 있으며, 노인학대나 방치가 의심되면 노인보호기구에 신고해야 한다. 다른 활동으로는 후견인을 맺어 주거나 환자의 법적 또는 건강상의 문제를 관리해 주는 친구나 가족을 정해 주는 것이 필요하다.

경제 능력보다 도움이 더 많이 필요한 경우 재정적인 도움을 주기도 한다.

비싸기는 하지만 사회적인 교류가 많고 안전을 보장하기 때문에 퇴직 후와 노후를 위하여 많은 노인이 이런 곳을 찾는다. 이 밖에도 이런 시설은 자신의 미래를 결정하지 못하는 노인에게 영향력을 행사하기도 한다. 그 시설에서 갖춘 장비보다 더 양질의 조건이 입주자에게 필요한 경우 환자를 이송하여 더 높은 수준의 간호를 받게 한다. 이런 규정 때문에 부부 중 한 사람에게 치매가 생겨 주거시설에서 환자를 치매전문시설로 옮겨야 하는 경우처럼 곤란한 상황도 벌어진다.

조건 평가 훌륭한 치매전문시설이라면 다음과 같은 조건을 갖추어야 한다.

- 개설신고서를 가지고 있고 좋은 기록을 보유해야 한다: 장기요양시설을 감독하는 관할 관청에 가서 해당기관에 대한 불만사항이나 복지문제가 접수된 것이 있는지 살펴본다. 만족스럽지 못한 간호에 대한 불만이 지금도 해결되지 않고 있는가, 아니면 단지 1회만 보고된 것인가? 불만에 대한 시설책임자의 태도는 어떠하였는가? 불만이 전혀 없는 요양시설은 거의 없지만 일반적으로 평판이 좋고 평가자나 관할감독자에게 좋은 점수를 받는 곳을 선택하는 것이 좋다.
- 간호에 대한 서면양식: 특별간호시설 담당자는 입주자(환자)와 가족에게 간호의 목적이나 요양시설에서 지향하는 목표를 설명해야 한다. 담당자들은 시설에서 얼마나 특별한 간호를 제

공하는지 설명할 수 있어야 한다.

- 집중간호 인력 비율: 치매환자 간호는 많은 감독이 필요하기 때문에 특별간호 프로그램을 위하여 환자당 간호 인력이 상대적으로 더 많이 필요하다.
- 사려 깊은 간호 계획: 특별간호 프로그램은 여러 팀이 협력하여 적절한 목표를 세우고 입주자의 간호 계획을 확인하는 등 계획을 치밀하게 세우는 것이 중요하다.
- 간호 인력에 대한 특별한 훈련: 특별간호 프로그램을 위하여 간호 인력은 집중적이고 광범위한 수련을 받아야 한다. 책임자에게 간호 인력에 대한 수련방법을 물어본다. 요양시설에서 초청강연을 듣거나 간호 담당자들이 간호 관련 워크숍이나 학회에 참석하는 것이 훌륭한 수련방법이다.
- 치매환자에게 친근한 환경: 가장 좋은 요양시설은 치매환자에게 친근하고 편리한 구조를 가진 곳이다. 여기에는 산책로, 안전한 울타리, 밝은 조명 그리고 안정된 색조 등이 포함된다. 그러나 가장 좋은 시설을 갖춘 곳이라도 담당자들이 친구 같은 편안함을 줄 수 없으면 실패다. 프로그램이 좋고 담당자가 훌륭하다면 헛간에서도 좋은 간호는 이루어질 수 있다.

앞의 조항은 이상적인 상황을 설명한 것이다. 실제로 당신이 거주하는 지역에서 선택의 여지가 많을 수도 있지만 그렇지 못할 수도 있다. 경제력이 없는 가정일수록 선택의 폭은 좁아진다. 어떤 곳은 자리가 비어 쉽게 이용할 수 있지만 그렇지 않고 오래 기다려야 입주가 가능한 곳도 있다.

가정에서 요양시설로 이사하기

어머니나 아버지 또는 배우자를 요양시설로 옮기는 날은 가족에게 가장 걱정스러운 날이다. 미리 이런 상황에 대하여 상의해 두었는지에 따라 가족의 태도는 매우 달라진다. 가능하면 미리 이런 상황에 대하여 환자와 상의해 두는 것이 현명하다. 간호시설 입주가 의사의 지시나 일시적인 휴가 또는 여행, 가족의 괴로움 때문에 취해지는 한 방편이 될 수도 있다. 그러나 환자의 기억력과 판단력이 매우 좋지 않아서 시설 입주를 환자와 상의할 수 없고 오히려 환자를 놀라게 하거나 화나게 할 수도 있다. 이런 경우 가족은 환자와 산책을 나가는 것처럼 하여 요양시설을 방문하고 이런 상황을 요양시설 담당자들에게 설명한다. 많은 시설에서 가족과 상의해서 환자가 입주할 방을 미리 환자 물건으로 꾸며 놓음으로써 환자가 주거환경의 변화에 빨리 적응할 수 있도록 돕는다.

일단 입주하고 나면 환자는 적응할 시간이 필요하다. 우리는 여러 가지 어려운 상황을 겪어 보았다. 때로는 환자가 요양시설 입주를 받아들이기도 하지만 계속 화를 내고 혼란스러워할 수도 있다. 이때 인내와 사랑과 요령이 필요하다. 친절한 간호사, 좋은 음식, 환자를 위한 재미있는 프로그램이 있고 가족인 당신이 지속적으로 방문한다면 입주는 성공적으로 이루어질 것이다. 또한 당신의 긍정적인 태도가 격려가 될 것이다. 이런 상황에서 죄책감, 상실감 또는 다른 부정적인 생각이 드는 것은 당연하고 이해가 되지만, 환자 옆에서 부정적인 생각을 하지 않도록 최선을 다해야 한다. 그리고 이런 변화가 당신의 생활에 미칠 영향에 대해서도 생

방문하는 방법

많은 가족이 요양시설에 입주한 환자를 방문하기 싫어하고 우울해 하며, 특히 환자의 상태가 나빠지면 더 그런 느낌을 갖게 된다. 무슨 이야기를 할까? 무엇을 해야 할까? 환자가 당신이 방문한 것을 알기나 할까?

그러나 가족이 입원해 있는 요양시설을 계속 방문하는 것이 중요하다. 그 이유는, 첫째 환자가 받고 있는 간호 상태를 확인해야 한다. 방문시간을 길게 잡을 수 없다면 짧게 여러 번 방문하는 것을 추천한다. 둘째, 당신은 환자에게 정신적인 안정을 주고 특별히 간호에 주의가 필요한 사항을 알려줄 수 있다. 정기적으로 직접 방문할 수 없다면 친구나 다른 가족에게 도움을 청해야 한다. 만일, 환자가 특별한 사교모임이나 동호회에 가입하였다면 회원들에게 계획을 짜서 환자를 방문해 줄 수 있는지 물어보라.

방문을 힘들게 생각할 필요는 없다. 환자 방으로 금전출납부를 가져가서 계산을 맞춰 보거나 잡지를 읽거나 상품 카탈로그를 보면서 사고 싶은 물건을 고를 수도 있다. 음식을 가지고 와서 환자와 함께 먹거나 다른 방에 입주해 있는 환자 또는 간호하는 사람과 함께 먹을 수도 있다. 최근 촬영한 가족사진을 가지고 가는 것도 좋은 방법이다.

마지막으로 시설에서 열리는 정기적인 간호회의에 참석해도 되는지 물어보아서 환자에 관한 간호회의에 직접 참석한다.

각해 본다.

요양시설에서 최상의 간호 받기 일단 입주가 이루어진 후 당신은 담당 간호사와 좋은 관계를 맺도록 노력해야 한다. 환자 가족이 지나치게 비판적이며, 때로는 적대적이라고 말하는 간호사가 많이 있다. 당신으로서는 당연한 관심이겠지만 까다로운 보호자라는 평판은 환자에게 아무런 도움이 되지 않는다. 여기서 담당 간호사와 좋은 관계를 맺는 몇 가지 방법을 살펴보자.

- 간호팀의 일원이 된다: 때때로 가족이 식사를 나누어 주거나 환자와 일대일로 하는 활동에 참여하여 간호의 질을 높일 수 있다.
- 건의할 문제를 심사숙고한다: 어머니가 어느 날 아침 늦게까지 잠옷 차림으로 있다면 환자가 그걸 원했을 수도 있고, 담당자가 미처 챙기지 못했을 수도 있다. 그렇지만 이런 환자에게 시간을 맞추어 약을 주는 일이나 환자의 영양상태만큼 중요한 것은 아님을 명심해야 한다.
- 치매시설임을 명심한다: 양말이 제자리에 있지 않다거나 다른 사람이 당신 어머니의 옷을 입는 등의 사소한 문제로 다투지 마라.
- 담당 간호사에게 모범을 보인다: 당신이 담당 간호사에게 원하는 특별한 방식이 있거나 환자가 좋아하는 것에 대하여 이야기해 주고 싶다면 당신이 하는 것을 담당자가 직접 지켜보게 하라.

불만이 있거나 문제가 있다고 생각하면 말을 해야 한다. 일부 가족은 환자에게 해가 될까 봐 불만이 있어도 선뜻 말하지 못하는 경우가 있다. 제대로 운영되는 양심적인 요양시설이라면 당신의 요구사항을 환영하고 문제를 해결하기 위하여 최선을 다할 것이다. 이런 문제를 해결하기 위한 두 가지 조언을 하면 다음과 같다.

- 당신이 해결하고자 하는 문제를 담당자와 직접 상의한다. 밤 교대에 나온 간호조무사에게 낮에 있었던 일을 말해도 당신이 제기한 문제를 해결하지 못할 것이다.
- 당신이 원하는 바를 확실하게 가르쳐 주고, 그대로 된다면 좋지만 그렇지 못한 경우 다른 시설을 찾아본다. 옳건 그르건 담당 간호사가 당신을 불평만 일삼는 사람으로 여긴다면 담당자는 당신을 피하거나 당신 말을 들으려고 하지 않을 것이다.

요양시설 입주에 대한 당신의 결정에 대하여 긍정적으로 생각하기

의사, 가족, 친구 또는 이웃 사람이 환자가 당신을 알아보지 못할 때나 환자가 대소변을 가리지 못할 때 또는 환자가 밤새도록 잠을 자지 않을 때가 환자를 요양시설로 보내야 하는 시기라고 말하거나, 선택의 여지가 없으니 지금 요양시설로 보내야 한다고 할지도 모른다. 그러나 당신의 판단과 필요에 따라 행동하는 것이 가장 중요하다. 사람마다 간호 수준, 상황에 대한 적응력, 가치관, 성격 그리고 환자를 집에서 간호할지 요양시설로 보낼지 결정하는 데 영향을 주는 상황이 다르다. 우리가 아는 환자의 아내는 환자 개인위생의 많은 어려움, 옷 입히기, 목욕시키기, 주간보호센터에 환자 데리고 가기 그리고 환자를 위한 여러 가지 활동 생각해 내기 등을 잘 해냈다. 그러나 결정적으로 환자가 이층 침실로 가는 계단을 오르는 데 문제가 생기자 결단이 필요했다. 의사는 1층에 있는 식당에 환자 침대를 두도록 권했다. 환자의 아내는 식당에 환자를 둔다는 일은 생각해 본 적도 없으며, 소중하고 품위를 갖춘 공간이자 그녀의 삶에 마지막으로 남은 상징적인 공간을 훼손하는 것으로 느껴졌다. 환자의 아내는 요양시설로 환자를 보내기로 결정하였다. 특이한 상황에 대한 일례지만 입소 결정에는 매우 다양한 이유가 있을 수 있으며, 일부는 예기치 못한 것일 수도 있다. 단순한 공식은 존재하지 않는다.

장기요양시설에 입소를 결정할 때 고려해야 할 사항은 다음과 같다.

- 과거의 약속을 다시 한 번 생각한다. 현재 당신과 환자의 삶에 가장 중요한 것은 무엇인가?
- 환자를 요양시설에 보냄으로써 얻는 장점을 생각해 본다. 많은 의료장비, 더 나은 식사, 양질의 간호, 또 고립에서 해방 등을 고려한다.
- 결정에 도움을 줄 만한 자료를 찾아본다. 시청이나 구청에는 요양시설 입소에 대해 조언을 해 줄 수 있는 담당자가 있다.
- 입주 가능한 요양시설을 미리 알아본다. 대부분의 좋은 요양시설은 대기자가 많다. 위기가 닥칠 때까지 기다리면 선택의 여지가 줄어든다.

- 도움이 될 만한 프로그램을 찾아본다. 지역군인 상조회는 여러 가지 자료를 많이 가지고 있다. 노인전문 변호사도 미래를 위한 재산문제나 노후계획을 세우는 데 도움을 줄 수 있다.
- 요양시설 입소가 간호의 끝이 아님을 알아야 한다.

결 론

많은 가족이 환자가 요양시설로 가는 것을 가정간호가 실패한 것으로 여기거나 자신에게 문제가 있어서 제대로 간호하지 못한 결과라고 생각한다. 사실은 정반대다. 지역사회에 있는 시설을 적절하게 이용한다는 것은 당신이 정보가 풍부하고 효율적인 간호를 하고 있으며, 많은 선택의 여지를 가지고 있음을 의미한다. 지역사회 시설을 이용하거나 가정간호 도우미의 도움을 받음으로써 환자를 더 오랫동안 가정에서 생활할 수 있게 할 수 있다.

요양시설 입소가 필요한 시점이 되면 간호가 여기서 끝난 것이 아니라 단지 변화가 필요한 시점이 되었다는 것을 명심해야 한다. 환자를 목욕시키고, 옷을 입히고, 식사를 돕고, 환자가 의자에서 일어나는 것을 돕던 가족은 이런 일을 다른 사람에게 맡김으로써 매우 큰 부담을 덜게 되는 것이다. 환자를 목욕시키면서 싸우는 대신 환자를 방문해서 함께 산책하고 식사하면서 더 좋은 시간을 보낼 수 있다.

점점 더 많은 장기요양시설에서 간호철학으로 '가장 좋은 친구처럼 하는 간호' 를 채택하고 있다. 이를 통하여 담당자는 가장 좋은 친구가 하는 간호란 어떤 것인지 배울 수 있으며, 환자에 대하여 더 많이 알도록 담당자를 격려하며 좋은 간호를 제공하도록 교육한다. 또한 담당 간호사는 환자가 고귀한 삶을 살 수 있도록 도와주는 친구가 된다.

가장 좋은 친구되기

- 가정 도우미의 도움을 구하여 환자가 가정에서 더 오래 지낼 수 있도록 시간을 연장한다. 이런 도움을 구하는 데 시간을 낭비하지 않도록 해야 한다.
- 주간보호센터를 강력하게 추천하며, 이는 환자뿐만 아니라 가족에게도 도움이 된다.
- 입주요양시설을 찾아보면 많은 도움이 될 것이다. 지금 당장 이런 시설이 필요하지 않더라도 미리 알아보고 대기자 명단에 이름을 올려놓는 것이 현명하다.
- 환자가 장기요양시설에 입소해도 당신은 여전히 가족이며, 주 간병인임을 잊지 말아야 한다.

제4부

품위를 잃지 않고 살아가기

11 자기관리: 자신에게 가장 좋은 친구되기

12 사고의 전환

11

자기관리

–자신에게 가장 좋은 친구되기

비행기에서는 승무원이 산소마스크가 필요한 순간이 오면 자신이 먼저 산소마스크를 쓰고 나서 아이에게 마스크를 씌우라고 교육한다. 중요한 것은 자신을 먼저 돌보지 않으면 다른 사람도 돕지 못한다는 것이다. 알츠하이머병 환자 간호도 수년에 걸친 긴 여정이므로 자신을 돌보는 것이 매우 중요하다.

자신을 위하여 스스로에게 가장 좋은 친구가 되는 것이 필수적이다. 그래야 당신이 사랑하는 사람을 위하여 훌륭한 간호를 할 수 있다. 가장 좋은 친구처럼 간호하는 방식은 치매환자를 간호하면서 더 많은 만족감을 느끼게 하고, 환자의 삶의 질을 향상시키며, 가족 간의 유대를 강화시켜 준다.

당신이 알츠하이머병 환자라면 가능한 한 오랫동안 스스로에게 가장 좋은 친구가 되기 위하여 노력해야 한다. 이를 위해 특별한 사고방식이 필요할 수도 있다. 이 책에 실린 알츠하이머병 환자들의 자세한 경험담을 함께 공유하고 책의 부록에 있는 환자의 일대기를 통하여 많은 것을 배울 수 있을 것이다.

당신이 환자의 간병인이자 가족으로서 1년, 3년 또는 10년 후 어떤 삶을 살고 싶은지 생각해 보는 것이 중요하다. 가족이나 친구들과 어떤 관계로 남고 싶은지 생각해 보자. 환자의 간병인으로서 당신 삶에 대하여 당신은 어떤 말을 하고 싶은가? 가장 좋은 친구가 하는 간호는 당신에게 던져진 구명대와 같은 것으로, 이것은 당신의 실망, 분노, 고통을 변화시킬 수 있는 계기를 마련해 주며 매일의 간호에서 기쁨을 맛볼 수 있게 해 줄 것이다. 변화를 받아 들여야 한다. 가장 좋은 친구처럼 하는 간호는 알츠하이머병을 없애주지는 못하지만 당신과 환자의 삶의 질을 향상시켜 줄 것이다.

자신에게 필요한 것을 관리하는 요령

다음에 열거한 것들은 스스로를 돌보는 데 도움을 줄 것이다. 모든 치매환자가 각각 다르듯이 모든 가족이 겪는 상황도 각각 다르다. 여기 기록된 내용이 당신에게 도움이 되기를 바란다.

재미있는 농담하기 훌륭한 간호에는 재미있게 농담을 하면서 어려운 상황을 가볍게 생각하려고 애쓰는 일도 포함된다. 코믹영화나 드라마를 보거나, 환자가족모임에서 재미있는 이야기를 함께 읽거나, 단순히 환자와 같이 웃는 것만으로도 간호에서 오는 스트레스나 긴장을 해소하는 데 도움이 된다.

비밀을 털어놓을 수 있는 친구 만들기 믿을 만한 친구나 조언자가 모든 상황을 바꿔 놓을 수도 있다. 당신은 함께 어려움을 이야기하고 비난하지 않으며, 신뢰할 수 있고 당신의 상황을 이해해 주는 누군가가 필요하다. 훌륭한 조언자는 당신이나 가족의 문제를 해결하고 좌절감을 극복하게 해 주며, 좀 더 효과적으로 대화할 수 있게 도와주고, 중요한 결정을 내릴 때 힘이 되어 준다. 훌륭한 조언자를 찾기 위해 친구나 동료에게 또는 알츠하이머병협회에 도움을 청한다.

실제적인 목표 정하기 당신의 관심이 환자 간호에만 집중되어 있기 때문에 당신이 실제로 얼마나 많은 일을 하고 있는지 실감하지 못하기 쉽다. 다음 질문에 대답해 보자. 나의 건강상태는 어떤가? 내가 할 수 있는 간호는 육체적으로 어느 정도인가? 내가 간호하면서 보내는 시간은 얼마나 되는가? 가족은 얼마나 나를 돕고 있는가? 금전적으로 가족에게 피해를 주지 않고 간호에 쓸 수 있는 비용은 얼마인가?

의사표현하기 당신의 감정을 솔직하게 표현하거나 자신에게 필요한 것을 말하기 어려운 경우가 있다. 스트레스가 쌓이거나 피곤이 누적되면 이런 일은 더 힘들어진다. 그러므로 자기 의사를 표현하고 가족이나 친구들에게 자신의 솔직한 감정이나 필요한 것을 말해야 한다. 때로는 당신도 정신이 혼란스러워질 수 있으며, 도움이 필요하다는 사실을 받아들여야 한다.

도움이 되지 않는 충고를 처리하는 방법 믿을 만한 친구나 전문가의 조언은 도움이 되지만 때로는 쓸데없는 충고를 듣기도 한다. 친구와 가족은 좋은 의미로 충고하지만 '환자를 요양시설로 보내라.' 든지 '나한테는 환자가 아무 문제가 없어 보인다.' 같은 원치 않는 충고나 의견 때문에 스트레스가 더 많아진다. 도움이 되는 충고는 선물과 같지만 쓸데없는 충고는 '관심을 가져 줘서 고마워요.' 같은 형식적인 인사가 필요할 뿐이다.

바깥세상과 균형 맞추기 환자 간호에 전력을 다하는 사람은 다른 가족이나 친구와 담을 쌓고 지내는 수가 많다. 간호를 맡은 사람은 일이나 사회활동을 접어야 하지만 어느 정도의 균형이 필요하다. 당신이 너무 바빠서 만나거나 이야기할 시간이 없는 친구와 최소한 일주일에 한 번이라도 전화통화를 하는 것이 좋다. 또 환자가족모임에서 새로운 친구를 사귈 수도 있고, 주간보호센터에서 다른 가족에게 자신을 소개할 수도 있으며, 알츠하이머병으로 고생하는 가족을 돕는 프로그램을 알아볼 수도 있다.

생활환경에 변화 주기 치매로 진단받은 직후에 가구를 옮기는 것은 신중하지 못한 일이다. 대신 당신 가정이 '치매환자에게 적합한 환경인가?' 를 생각해 보아야 한다. 환자 간호에 편리한 구조인가? 도움을 받을 수 있는 사람과 가깝게 살고 있는가? 집 안은 안전한가? 현재 소유한 집을 유지하기가 힘들지 않은가? 한두 사람의 가족과 가깝게 살기 위하여 오랫동안 살던 곳을 떠나려 한다면 신중하게 생각해야 한다. 새로운 장소에서 새로운 친구를 사귀는 일도 쉬운 것은 아니다. 정년퇴직자를 위한 주거시설이나 주거보조시설과 같은 대안도 고려해 보아야 한다. 환자가 이미 당신과 함께 살아왔거나 당신과 살기 위해 옮겨 왔다면 환자에게 안전하고 간호에 편리하도록 집 안에 변화를 주어야 한다.

창조적인 사고 창작활동이 치매환자와 살아가는 데 도움이 된다는 것을 많은 사람이 실감한다. 간호를 하면서 시나 희곡, 소설, 오페라 같은 것을 쓰는 경우도 있다. 창작활동은 간호를 하면서 생기는 분노나 좌절감에 대한 돌파구가 된다.

자신의 건강에 관심 갖기 치매환자를 간호하는 사람은 간호를 하지 않는 동년배보다 예기치 않은 장애나 죽음을 맞을 위험이 높다. 여러 가지가 원인이 있을 수 있지만 주로 간호에서 오는 스트레스 때문이다. 그러므로 균형 잡힌 식사와 적당한 운동을 하고, 자기만족을 위하여 노력해야 한다. 어떤 가족은 정기적인 마사지를 받거나 명상에 잠기는 것에서 도움을 받기도 한다.

자신 돌보기 자신을 위해 시간을 할애하고 좋아하는 활동을 하거나, 친구를 만나거나, 취미활동을 하거나, 자신만을 위한 특별한 일을 계속해야 한다. 자신을 위하여 등산을 하거나, 재래시장에서 싱싱한 꽃을 보면서 자신에게도 선물을 주어야 한다.

미리 계획 세우기 알츠하이머병은 진행이 느리기 때문에 환자 가족은 계획을 세울 수 있는 시간적 여유가 있다. 예를 들어, 가족은 환자가 자신보다 더 오래 살 수도 있다는 생각을 꿈에도 하지 않는다. 이런 상황에 대한 적절한 계획이 없다면 가정의 재정이나 환자 간호에 문제가 생길 수 있다.

가장 좋은 친구되기

- 희생자가 되지 마라. 다른 사람의 도움을 받아들여라.
- 삶의 무게를 줄여라. 당신 인생에서 중요한 것과 중요하지 않은 것을 결정하라.
- 사람과 관계를 포기하지 마라. 친구나 가족과 계속 연락을 취하고 가능한 한 일상의 활동을 그대로 유지하라.
- 때로 하루를 쉬어라. 매일 매일이 새로운 날이다. 실수한 당신을 용서하고 계속 앞으로 나아가라.

다른 사람과 자신을 용서하기 알츠하이머병은 최선을 다하는 사람과 그렇지 못한 사람을 찾아내곤 한다. 친구나 가족이 잘못을 저지르거나 옳지 않은 말을 할 때 그 배경을 살펴보는 것은 중요하다. 이런 말이나 행동은 도움이 되지는 않았을지라도 사랑이나 관심의 표현에서 나온 것일 수 있다. 가장 훌륭한 간병인이 자신에게 가장 가혹하게 구는 경우도 많다. 그러므로 자신의 실수를 용서하고 잘못하는 날도 있음을 인정하고, 화를 낼 수도 있고, 부끄러운 생각을 할 수도 있음을 받아들여야 한다. 가장 친한 친구하고도 좋을 때도 있고 나쁜 순간도 있지 않은가!

간호일지 기록 간호를 하면서 기록을 해 두는 것이 도움이 된다. 환자의 행동습관을 간략하게 적어 둔다면 그 기록이 문제해결에 도움이 될 것이다. 스트레스나 긴장감 또는 느낌을 기록할 수도 있다. 기록을 하면서 드러내 말하지 못한 것을 발산할 수도 있다. 알츠하이머병 환자인 레베카의 남편, 조 릴리가 남편이자 간병인으로서 쓴 일기와 크리스마스 편지는 환자의 상태가 어떻게 진행되었고 질병에 대하여 어떻게 반응하였는지 잘 보여 준다.

기록의 위력: 레베카와 조 다음 글은 남편인 조 릴리가 아내 레베카가 알츠하이머병으로 진단받은 1984년부터 1999년까지 아내를 간호하면서 기록한 일기에서 일부를 발췌한 것이다. 이 글은 자신에게 가장 좋은 친구가 됨으로써 훌륭하고 헌신적인 간병인이 될 수 있음을 보여 준다. 의미를 명확하게 하기 위하여 약간 수정을 한 것 이외에는 조가 직접 쓴 글이다.

1984년 7월 30일 우리가 모든 검사를 마치고 담당 신경과 의사를 만났을 때 의사는 조용한 목소리로 레베카가 알츠하이머병에 걸렸다고 말했다. 절망적이었다. 우리도 뭔가 잘못되었다는 것은 알았지만 차라리 뇌종양이나 다른 것이기를 바랐다. 우리는 병원을 떠나 집으로 오는 길에 점심을 먹었다. 점심을 먹는 동안 머리는 맑았지만 말은 별로 하지 않았다. 우리는 최선을 다하고 하루하루를 열심히 살기로 했다. 치매에 대하여 좀 더 알게 되었을 때 나는 레베카가 이미 1년 반 전부터 말하는 데 문제가 있었다는 것을 깨달았다. 아내는 독서광이었고, 책을 빨리 읽었다. 그러나 일부 단어를 발음할 때 말을 더듬었고 나는 별것 아니라고 생각했다. 이제야 나는 그게 시작이었음을 알았다.

1984년 11월 간호사와 사회사업가와 함께 레베카를 위한 지지모임에 대하여 상의했다. 그 사람들은 레베카에게 직접 물어보지 않았고 항상 나에게 질문하고 나를 상대로 대화하였다. 이런 대화방식이 레베카를 따돌리는 것처럼 느껴졌다. 내가 이 점을 지적

했을 때 그 사람들은 깜짝 놀랐다. 사회사업가나 간호사, 의사들이 환자를 염두에 두지 않고 가족만을 생각한다고 느낀 나의 첫 경험이었다. 우리는 가족을 위한 지지모임은 있지만 환자를 위한 지지모임은 없다는 것을 알았다.

1985년 봄 나는 레베카가 읽고 쓰는 데 문제가 있다는 것을 발견했다. 아내는 항상 사전에 의존하였고, 필요한 단어를 찾는 데 어려움을 느꼈다. 우리 애들은 많은 도움을 주고 있으며 집에 오고 싶어 하였다.

1985년 6월 우리는 미시간 북쪽에 있는 크리스털 호수에 갔다. 올 여름에는 많은 사람이 다녀갔다. 가족이 레베카의 상태를 알고 있었지만 아내는 외톨이라고 느꼈다. 아내는 가족과 자신의 병에 대하여 이야기하고 싶어 했지만 가족은 꺼려했다. 이런 것들이 아내를 외롭게 만드는 또 다른 예다.

1986년 1월 우리는 임시목사 자리가 생겨서 켄터키에 있는 홉킨스빌에 갔다. 그곳에 머무는 동안 몇 가지 변화가 있었다. 아내는 말하고 가르치는 것을 좋아하는 외향적인 사람이었다. 그런데 지금은 사람들의 이름을 기억하지 못해서 사람 만나는 것을 피하고 점점 움츠리게 되었다. 아내는 사방에 사람들의 이름을 적어놓았지만 기억하지 못했다. 독서는 더 힘들어졌지만 아내의 글씨는 아직 괜찮았으며 읽을 만했다. 아내는 하고 싶은 말을 하기가 더 힘들어졌다.

알츠하이머병의 문제점은 사람들이 누군가가 그 병을 앓는다는 사실을 알자마자 그 사람에게서 도망쳐 버린다는 것이다. 레베카는 간호사였기 때문에 이런 사실을 잘 안다. 아내는 자신이 알츠하이머병에 걸렸고, 매우 불행한 상태라는 것을 잘 알고 있었다. 우리는 아픈 사람을 어떻게 대해야 하는지 잘 모른다. 자기들끼리는 이야기하고 싶어 하지만 환자와 병에 대하여 함께 이야기하는 것을 두려워한다. 사전은 이제 아내의 친구가 되었다. 우리는 아내를 위해 뭔가 해야 한다. 우리는 환자를 위한 지지모임이 있어야 한다고 생각한다.

1986년 여름 우리는 크리스털 호수에 있는 별장에 갔다. 가족이 다 함께 모여서 즐거운 시간을 보냈다. 나는 이 일이 레베카가 오랫동안 계획하고 실행에 옮긴 일이라는 것을 알았다. 지난해 아내가 개나 다른 애완동물에 대하여 유난히 많이 이야기한 것이 생각났다. 아내는 사람이나 동물에 대한 정이 많다. 운전할 때는 나비에 대하여 이야기하였으며, 어떤 곤충이나 동물도 죽이고 싶어 하지 않았다. 새를 좋아하고 관찰하는 것을 즐겼다. 나는 아내가 영원히 나와 함께 하기를 바란다는 것을 안다. 그녀에게는 격려가 필요하다.

1986년 10월 레베카는 일상적인 일들을 한다. 요리를 하고, 바느질을 하고, 교회 성가대에서 노래를 하고, 내가 시내에 나갈 일이 있을 때마다 함께 간다. 때때로 아내는 걷기 싫어하기도 하고, 대화에 끼어들 때도 있다. 아내는 개인수표책을 가지고 다니며 잘 사용하고 있다. 아내는 수표를 사용하는 것이 겁난다고 하지만 아직까지는 정확하게 잘하고 있다. 수표에 숫자를 적어야 하는 것을 어렵게 느끼는 것 같다. 숫자를 쓸 때마다 머뭇거린다. 아내는 감사하는 마음이 담긴 편지를 써서 보내고 사람들의 편지를 간직한다. 어떤 약도, 어떤 치료도, 어떤 완치법도 없다는 걸 알지만 그래도 하루하루를 열심히 살아가고 있다.

성탄절 축하카드 다음은 조 릴리의 성탄절 카드로, 알츠하이머병에 대한 레베카와 조의 마음이 담겨 있다.

1987년 성탄절에 딸 조에타와 사위 빌이 전화로 친구 두 명을 데려와도 좋은지 묻길래 그러라고 했더니 개 두 마리를 데려왔어. 딸과 사위가 떠나고 나서 우리는 중국산 시츄인 '콜키'를 기르기로 했지. 개는 자기가 사람인 줄 아는 것 같고 늘 우리 발 근처에 머물러.

성탄절은 사랑 그 자체며, 하느님이 우리를 사랑한 것처럼 다른 사람에게 사랑을 나눠 주는 때야. 성탄절에는 천사가 평화와 선한 마음을 노래하고, 이것이 우리 귀에 '사랑합니다.'라는 말로 들리게 되지.

-레베카와 조

1988년 내가 내쉬빌에 있는 우드몬트 교회에서 두 달간 임시목사로 지내게 되었어. 이렇게 큰 교회에 있는 사람들과 함께 일하는 것은 훌륭한 경험이지. 내쉬빌 근처에 있는 유적지를 돌아보는 또 다른 즐거움을 맛보았어.

렉싱턴의 집에서 3주를 지낸 후 창건 1000년을 기념하는 러시아교회로 가는 순례자 모임과 함께 소련으로 떠났어. 5월에 있었던 가족모임에서 레베카는 매우 즐거운 시간을 가졌어. 성탄절은 사랑이고 하느님이 우리를 사랑하신 것처럼 다른 사람에게 사랑을 나누는 때야.

-레베카와 조

1989년 우리는 호수에서 돌아왔어. 여름 내내 아름다운 노을과 파란 하늘, 모래 언덕, 새들 그리고 미시간의 많은 친구와 즐거움에 취해 지냈어. 우리는 하루에 두 번씩 콜키와 산책하는 시간을 즐겼어. 사랑이 가득하고 따뜻한 성탄절을 맞이하기 바라며.

-레베카와 조

1990년 우리에게 1990년의 가장 큰 뉴스는 이사야. 2월에 우리는 '정년 후에 지낼 우아한 주거지'라고 선전한 노인용 아파트로 이사하기로 했어.

레베카는 이사를 정든 모든 것과 헤어지는 것으로 생각하고 실망하고 힘들어 했어. 이제 이사는 끝났고, 아내도 적응을 하고 새 집을 좋아하는 것 같아.

성탄절이 오면 우리에게 사랑이 충만함을 기뻐하게 되지. 성탄절은 바로 그런 거야. 너희에게도 사랑이 가득한 성탄절이 되기를 빌어.

-레베카와 조

1991년 레베카가 더 정신이 없어져서 모든 일을 나에게 의존하게 되었어. 내가 가는 모든 곳에 함께 가기는 하지만 그보다는 집에 있고 싶어 해. 아이들은 내가 간호요양시설을 찾아봐야 한다고 했어. 화가 나서 오랫동안 기도를 한 후 나는 아내를 위한 개별 간호 병실이 있는 곳을 선택했어. 10월 3일은 내 인생에서 가장 어렵고 힘든 결정을 내린 날이야. 레베카를 기독교 요양시설로 데려가기로 결정했지. 3일 만에 간호사들은 레베카가 자기관리가 전혀 되지 않아서 더 직접적인 간호를 받을 수 있는 곳으로 가야 한다고 전화했어. 모든 것을 함께하던 우리의 삶은 변했어.

즐거운 성탄절을 보내고 성령이 충만하기를 빌어.

–레베카와 조

1992년 딸 루신다와 손자 조시가 지난 8월 워싱턴에 있는 케스케이드산으로 캠핑을 갈 때 아주 멋진 노인을 데려왔어. 우리는 매일 등산을 했지. 참, 우리 개 콜키가 죽었어. 지금은 나 혼자야. 봄과 가을에 켄터키 대학교에서 일주일에 두 번 하는 강의에 등록했어.

즐겁고 평화가 가득한 성탄절이 되기를.

–레베카와 조

1993년 이맘때가 되면 이해와 사랑으로 가족 간의 유대가 더욱 깊어지고, 성탄절에는 올 한 해 동안 우리 가족에게 일어난 일들을 되새겨 보게 되지.

나의 주 관심사는 기독교 요양시설에 있는 레베카야. 아내의 건강상태는 괜찮지만 나는 아내를 자주 밖으로 데리고 나오지 못해.

나는 하루에 두 번씩 아내에게 음식을 먹여 주지. 산책할 때 아내는 휠체어 탄 사람을 보면 말을 걸려고 해. 아내는 나 이외에는 아무도 알아보지 못하고 어떤 때는 나도 누군지 몰라.

올해는 캘리포니아의 카탈리나 섬에 있는 노인숙박시설과 시카고의 미술학교에서 자원봉사로 잔디 깎는 일을 했어.

성령이 충만하고 사랑과 희망과 믿음이 가득한 성탄절이 되기를 바라.

-레베카와 조

1994년 크리스마스에는 하느님에 관한 복음과 기쁨에 대한 이야기를 주로 하게 되지. 지난해부터 우리는 어렵고 힘든 일을 겪어 왔지만 성탄절이 주는 의미를 생각하면 희망을 갖게 돼.

나의 하루 일과는 레베카를 방문하는 일로 채워져 있어. 아내는 나를 보면 얼굴이 빛나지만, 내 이름을 기억하지 못한 것이 1년 반도 넘었어(아내가 나를 알아보는지조차 의심스럽고 그저 자기를 늘 찾아오는 사람으로 생각하고 미소와 웃음을 보내는 것 같아).

3월에는 사랑의 집짓기운동에 자원봉사자로 참여하여 플로리다에 갔었어. 5월에는 렉싱턴 신문의 한 기자가 알츠하이머병 연구에 뇌를 기증하기로 한 사람들을 인터뷰했어. 사회면을 보면 나와 다른 두 사람을 찍은 큰 사진이 나와 있을 거야. 나는 아직 내 뇌를 기증할 준비가 되지 않았다고 말했어.

이번 성탄절에도 사랑과 희망이 함께 하기를.

-조

1995년 세상을 돌아가게 만드는 사랑은 귀에 익은 노래와 같아. 성탄절이 바로 그거야. 사랑은 가족과 친구들을 연결해 주고, 다른 사람에게 호의를 표하고, 남을 돌보고, 우정을 생각하게 하지.

결혼 50주년 기념일에 아이들이 모두 와서 우리를 놀라게 했어. 토요일 점심에 날이 좋아서 근처로 소풍을 가기로 했지. 아내도 즐거워하기를 바라면서 함께 데려갔어. 저녁에는 아이들이 가까운 친구들과 함께 저녁식사를 할 수 있는 자리를 마련해서 나를 다시 놀라게 했어. 아내에 대한 특별한 추억을 간직하게 해 준 저녁이었어.

손자인 조시와 나는 10월에 영원히 잊지 못할 여행을 했어. 북극곰이 이동하는 것을 보려고 차를 타고 1600킬로미터나 여행을 했어. 여섯 마리의 북극곰과 두 마리의 은빛여우를 보았지.

성탄절에 사랑과 기쁨이 충만하기를.

-조

1996년 성탄절은 성장의 시간이야. 1년 중 이 시기에는 모든 것이 잠을 자지만 성탄절은 우리의 상상력을 키우고 희망으로 가득 차게 하지. 버지니아 벨과 데이비드 트록셀이 올해 알츠하이머병 환자 간호를 위한 『가장 좋은 친구의 간호』라는 책을 썼어. 레베카의 삶은 이 책에 실리게 될 거야.

내가 바쁘게 살려고 애쓰는 노인이라는 걸 알고 있겠지? 컴퓨터 강좌 말고도 켄터키 대학교에서 일주일에 두 번 하는 토론회에 나가고 있고, 가능한 한 많은 시간을 어린이들과 보내려고 해.

성탄절의 사랑이 함께하기를.

-조

1997년 성탄절의 정신이 이 축복의 시간에는 말로 표현되곤 하지. '이 땅에 평화를' 이 우리가 가장 기대하는 바람이야. 나는 기독교 요양센터의 담당자들에게 감사해. 아내에게 정말 잘해 주거든. 그 사람들은 아내에게 웃어 주고, 이름을 불러 주고, 간호사가 되는 것에 대하여 이야기하고, 아내가 수도 없이 다른 사람들에게 해 주었던 부드러운 마사지를 해 주기도 해. 레베카는 처음 진단받았을 때 자신이 더 이상 '사람 취급'을 받지 못할까 봐 두려워했어. 담당 간호사는 아내가 특별하다고 느끼도록 해 주려고 정말 열심히 해.

이번 성탄절에는 모든 가족이 아들 집에서 모이고, 나도 아들 집에서 성탄절을 보내. 아내 없이 성탄절을 보낸다고 생각하니 참기 힘들어.

평화와 기쁨과 희망과 사랑이 가득한 성탄절을 보내기를 바라며.

-조

1998년 내가 아는 모든 가족을 수첩에 적어 놓았어. 매년 성탄절이 되면 이 수첩을 살펴보고 이들 모두가 하나이고 우리의 일부임을 실감하게 되지.

아내는 휠체어와 침대에서만 지내는 신세가 되었어. 혼자 서지 못해서 하루에 세 번씩 아내를 일으켜 세우려고 두 명의 간호사가 동원되곤 해. 요양소에서 아내는 '산책대장'으로 알려져 있었어. 나는 지금도 하루에 두 번씩 아내에게 가서 함께 지내고 음식을 먹여 주곤 해.

나는 올 해 두 곳의 노인숙박시설에 머물렀고 많은 어린이를 찾아 다녔어.

성탄절을 축하하고 성탄절의 영광이 함께 하기를.

-조

1999년 1999년에 내게 가장 잊지 못할 일은 8월 26일에 아내가 세상을 뜬 것이야. 나는 옆에서 아내가 영면으로 빠져 들며 마지막 숨을 내쉬는 것을 지켜보았지. 내가 아내의 삶에 대해 무슨 말을 할 수 있을까? 아내는 부드러운 영혼으로 아름다움을 끝까지 지킨다는 신념을 가졌어. 그리고 아이들을 통해서 자신의 희망을 보여 주었지. 아내는 아이들이 원하는 대로 성장할 수 있게 했어. 아내는 자신의 사랑을 세상 사람들에게 나누어 주었고, 내게 가장 많은 사랑을 주었어.

아내가 쓴 기도의 일부에 '하느님 아버지, 내일 필요한 음식과 입을 옷과 내일 일어날 일에 대한 걱정을 거두어 가소서. 모든 것에 대한 집착을 없애 주소서. 당신의 평화를 받아들이면 지혜와 용기를 얻게 됨을 알게 하소서.' 라는 구절이 있어.

아이들과 나는 친구들이 우리에게 보여 준 사랑과 애도에 감격했어.

성탄절에 사랑을 전하며.

-조

자신의 영적 욕구 충족시키기 좋지 않은 일이 생기면 우리는 그 일을 받아들이기 위하여 종교적인 믿음에 기대거나 다른 영적인 방법을 모색한다. 이런 방법의 모색이 당신을 견디게 하고 힘을 준다. 힘든 일이 닥쳐도 여유를 가지고 친구나 다른 가족에게 도움을 청하고 신앙을 잃지 않는다면 잘 이겨 나갈 수 있을 것이다.

모든 일이 잘못되어 갈 때

가장 좋은 친구로서 간호를 한다 해도 때로 간호에 위기가 올 수 있다. 알츠하이머병은 능숙한 간병인에게도 많은 어려움을 안겨 준다. 예를 들어, 모르는 사이에 환자 몸에 염증이 생기거나 통증이 있다면 잘해 오던 환자의 행동이 엉망이 될 것이다. 때로는 간호를 맡은 사람이 우울하거나 피곤하거나 건강이 나빠져서 움직이기 어려운 경우도 있다. 또 판단력이 흐려질 수도 있다. 가족 간의 유대는 간호를 담당한 사람에게 호의적으로 작용할 수도 있고 그렇지 않을 수도 있다. 어떤 경우에는 환자 간호가 문제가 아니라 가족 간의 불화가 더 큰 문제가 되는 경우도 있다.

스스로에게 가장 좋은 친구가 되기 위하여 중요한 일은 간호의 방법을 바꾸는 것이다. 처음 이용할 수 있는 것은 주간보호센터다. 친구나 다른 가족이 오후에 와서 도와주는 것도 하나의 방법이다.

모든 일이 힘들 때 견딜 수 있는 몇 가지 방법을 적어 보았다. 심각한 것도 있고 쉽지 않은 것도 있지만 환자에게 가장 좋은 친구가 될 수 있게 도와주는 스트레스 해소법이다.

- 하루를 쉬고 뭐든 당신이 원하는 것을 한다.
- 기차가 지나갈 때를 기다렸다가 목청껏 소리 지른다.
- 친구에게 연락해서 함께 있어 달라고 부탁한다.
- 재미있는 농담이 적힌 책을 읽는다.
- 친구를 안아 준다.

- 목사나 신부에게 자신의 심정을 털어놓는다.
- 새 물건을 산다.
- 초콜릿을 자꾸 먹는다.
- 산책을 오래 한다.
- 피자를 주문해서 다 먹어 치운다.
- 산림욕장 같은 곳에서 주말을 보낸다.
- 겸손하게 생각하고 도움과 보조를 받는다.
- 스트레스 해소에 도움이 된다면 실컷 운다.

미래를 생각하기

가장 좋은 친구처럼 하는 간호는 간호를 할 때 한쪽 문이 닫혀도 다른 쪽 문이 열린다는 것을 가르쳐 준다. 간호를 해 본 어떤 사람이 미래를 생각하면서 성공적인 간호란 "새 친구와의 우정, 여행, 새로운 취미, 웃음, 눈물, 치유 그리고 긍지"라고 하였다. 가장 좋은 친구가 되면 힘든 간호를 하면서도 삶의 질을 향상시킬 수 있다. 더 중요한 것은 알츠하이머병이 지나가고 난 후의 삶에도 도움이 된다는 것이다.

12

사고의 전환

가장 좋은 친구가 하는 치매환자 간호는 인간의 존엄성이 상실될 수 있는 상황에서 품위를 유지하게 해 준다. 제1장에서 언급한 것처럼 알츠하이머병을 앓는 환자들은 공통적으로 상실감, 고립감, 외로움, 슬픔, 혼란, 근심, 걱정, 절망, 두려움, 의심, 분노 그리고 당혹감 등을 느끼게 된다. 제대로 된 간호를 받지 못하는 환자일수록 이런 감정에 더 쉽게 사로잡힌다. 레베카 릴리의 가장 큰 두려움은 다른 사람이 자신을 '사람 취급하지 않는 것' 이었다. 다음 글은 가장 좋은 친구처럼 하는 간호가 어떻게 환자에게 긍정적인 감정을 불러일으키고, 환자를 가치 있는 사람으로 느끼게 도우며, 가족의 일부가 되게 세상과 연결하는지 보여 준다. 가장 좋은 친구처럼 하는 간호는 레베카가 품위를 잃지 않고 살 수 있게 해 주었다.

가장 좋은 친구의 간호는 걱정과 근심을 만족으로 변화시킨다

- 레베카에게 음악을 들려주고 아직 귀에 익은 곡들을 피아노로 연주해 보도록 하는 것이 마음을 진정시키는 데 도움이 되었다.
- 레베카는 크리스털 호수의 아름다운 노을을 보고 감탄하곤 하였다.
- 레베카는 새나 나비를 관찰하는 단순한 활동을 즐겼다.
- 레베카는 큰 소리로 책을 읽으면 마음이 편안해졌다.

가장 좋은 친구의 간호는 절망을 평화로 바꾼다

- 레베카는 벽난로 앞에서 뜨개질하는 것을 좋아하였다.
- 레베카는 규모가 큰 파티보다 작은 모임에서 사람들을 만날 때 평화로움을 느꼈다.
- 레베카는 오랫동안 산책을 하면서 평화로움을 느꼈다.
- 레베카는 정원에서 느릿느릿 일하는 것을 즐겼다.

가장 좋은 친구의 간호는 혼란스러운 마음을 가라앉힌다

- 레베카는 가족이나 친구들과 수영이나 등산 또는 뱃놀이처럼 예전에 즐기던 취미활동을 함께 하는 것을 좋아하였다.
- 레베카는 사람들이 천천히 말해 주면 잘 이해하고 반응하였다.
- 레베카는 삶에 있었던 중요한 일들이 잘 생각나지 않을 때 주간보호센터의 담당자가 힌트를 주면 고마워하였다.
- 레베카는 기독교 요양시설에서 가족과 함께 있을 때 가장 정신이 맑았다.

가장 좋은 친구의 간호는 상실감을 만족감으로 변화시킨다

- 레베카는 알츠하이머병을 진단받은 첫 해에 교회에서 젊은 사람들을 가르치면서 자신이 소중한 존재임을 느꼈다.
- 레베카는 자신이 얼마나 훌륭한 엄마였는지 자녀들이 말해 줄 때 행복해 하였다.
- 레베카는 손자들에게 할머니 노릇을 할 수 있는 것을 자랑스러워 하였다.
- 레베카는 다른 사람을 돕고 싶어 하였는데, 특히 주간보호센터에서 도움을 줄 때 보람을 느꼈다.

가장 좋은 친구의 간호는 슬픔을 기쁨으로 바꾸어 준다

- 레베카는 크리스털 호수에서 행복한 시간을 즐기면서 진정한 자유를 느꼈다.
- 레베카는 여동생이 재미있는 어릴 적 추억을 이야기하는 것을 좋아하였다.
- 레베카는 친구가 아이들의 이름을 부르며 가족 이야기를 하고 자신의 간호사 경력에 대하여 말하는 것을 들으며 조용히 미소짓곤 하였다.
- 레베카는 남편이 그랜드캐니언에서 다리에 석고붕대를 하고 차를 얻어 타려 했던 이야기를 하면 즐거워하였다.

가장 좋은 친구의 간호는 당혹감을 자신감으로 바꾸어 준다

- 레베카는 간단한 식사 준비를 할 때 남편이 도와주는 것을 좋아하였다.
- 레베카는 친구들이 자신의 작은 실수를 잘 이해해 주었기 때

문에 당황하지 않았다.

- 레베카는 주간보호센터의 프로그램이 자기 수준과 맞아서 자신감을 느끼고 유용하다고 생각했다.
- 레베카는 남편이 스스로를 웃음거리로 만드는 농담을 할 때 남편과 자신이 동등하다고 생각하였다.

가장 좋은 친구의 간호는 의심을 신뢰로 바꾸어 준다

- 레베카는 수표의 다른 부분은 남편이 써 주고 마지막 사인을 자신이 하게 해 주었을 때 자신도 가정경제에 참여하고 있다고 느꼈다.
- 레베카는 남편이 '내 가족'이라고 하지 않고 '우리 가족'이라고 말하는 것을 좋아하였다.
- 레베카는 그녀에게 간단한 결정을 맡기거나 의견을 물어보는 것을 고마워하였다.
- 레베카는 남편이 성탄절 카드를 쓸 때 자신에게 도움을 청하면 그 사람들이 남편 친구만이 아닌 '둘 모두의 친구'임을 느꼈다.

가장 좋은 친구의 간호는 두려움을 안도감으로 바꾸어 준다

- 레베카는 가족과 친구들이 자신의 병을 알고 있을 때 더 편안하게 생각하였다.
- 레베카는 그녀가 밖에서 한 번도 홀로 남겨진 느낌을 받지 않았음을 감사하게 생각하였다.
- 레베카는 다정하게 안아 주면 안도감을 느꼈다.
- 레베카는 개 콜리가 자신을 보호해 준다고 생각하고 좋아하였다.

가장 좋은 친구의 간호는 분노를 고요함으로 바꾸어 준다

- 레베카는 개와 함께 산책하면서 숨겨진 활력을 발산하였다.
- 레베카는 주간보호센터에서 자원봉사자가 자기 겉옷을 스스로 걸게 두는 것을 좋아하였다.
- 레베카는 격렬한 운동을 하면 분노가 가라앉는 것을 알았다.
- 레베카는 손을 잡거나 가볍게 안아 주거나 사랑받고 있다는 느낌이 들면 초조함이 가라앉는다는 것을 알았다.

가장 좋은 친구의 간호는 외로움과 고립감을 유대감으로 바꾸어 준다

- 레베카는 남편이 목사직을 수행할 때 함께 참여함으로써 자신의 가치와 능력을 느꼈다.
- 레베카는 부부모임에서 우정과 격려를 알게 되었다.
- 레베카는 개 콜키에게서 조건 없는 사랑을 받았다.
- 레베카는 친구들에게 알츠하이머병이 어떤지 말할 수 있을 때 유대감을 느꼈다.
- 레베카는 교회에서 예배를 드릴 때 하느님과 연결되어 있음을 느꼈다.

가장 좋은 친구처럼 하는 간호방식은 한 장소에서 새로운 장소를 찾아갈 때 필요한 지도와 같다. 어떤 면에서 이것은 환자를 한 곳에서 다른 곳으로 인도하는 길이기도 하다. 이 방식은 부정적인 행동을 긍정적인 것으로 바꾸어 준다.

요령이 있는 가족이나 진문간병인은 믿을 만한 간호를 하고 문제가 생기기 전에 미리 예방하며, 환자를 간호하면서 보내는 시간을 즐길 줄 안다. 가족이나 간호를 맡은 사람이 정보가 충분하지 못하면 환자와 다투고 환자를 바꾸어 놓으려 하며, 다른 의료지원 시설을 이용하지 못하고 스스로도 돌보지 못하게 되어 결국 어둠과 절망을 맛보게 된다.

하워드 우즈는 알츠하이머병 말기인 아내 엠마를 간호하면서 친구와 가족을 놀라게 하였다. 하워드는 친구에게 자기 부부는 가끔 의견이 맞지 않아서 완벽한 결혼생활을 하지 못했다고 말했다. 그러나 아내를 간호하고 자신이 다른 사람을 위하여 이런 일을 할 수 있다고 꿈에도 생각하지 못한 일들을 아내를 위해 하면서 아내와 다시 사랑에 빠진 것 같다고 말했다.

알츠하이머병이나 비슷한 치매의 의학적인 상태는 결코 변하지 않지만, 간병인으로서 당신의 간호방법을 바꿀 수 있다는 것을 명심하라. 가장 좋은 친구의 간호는 환자의 문제행동을 줄일 수 있고 환자와 자신을 위하여 즐겁고 안전하고 다채롭고 고귀한 삶을 살 수 있다.

어떤 사람을 위하여 자신을 온전히 바치는 것이 중요하다. 매일 매순간 최선을 다하는 것이 중요하다. 좋은 대화를 나누는 것이 중요하다. 다른 사람의 삶에 경의를 표하는 것이 중요하다. 다른 사람을 보살피는 것이 중요하다.

누구나 알츠하이머병에 걸릴 수 있고 자신이나 가족, 친구에게도 좋지 않은 일이 생길 수 있다. 때문에 저자들이 전하고자 하는 가장 중요한 내용은 우리에게 소중한 모든 사람을 우리의 가장 좋은 친구로서 대접해야 한다는 것이다.

부 록

1. 가정간호를 돕는 지역사회 간호보조시설
2. 도움이 되는 국외 인터넷 주소
3. 도움이 되는 국내 인터넷 주소
4. 도움이 되는 국외 참고문헌
5. 이 책에 소개된 치매환자들의 간략한 일대기

1. 가정간호를 돕는 지역사회 간호보조시설

알츠하이머병이나 다른 종류의 치매환자에게 가장 좋은 친구가 된다는 것은 환자를 간호하기 위하여 최선을 다한다는 것을 의미한다. 훌륭한 가정간호를 위하여 가족은 지역사회에서 제공하는 지원시설을 활용할 필요가 있다.

지원시설이라고는 하지만 이런 종류의 시설은 지역에 따라 매우 다르기 때문에 여기서는 시설 명칭을 그대로 이용할 것이다. 다음 시설들은 대부분의 지역에서 이용이 가능하다. 곳에 따라 지역 노인지원시설 안내소가 있을 수도 있다. 대부분의 지역에 알츠하이머병협회 지소나 분원이 있어서 전화상담을 하거나 직접 상담할 수 있다. 여기서는 관련 기관, 인터넷 주소 그리고 도움이 되는 책을 소개할 것이다

성인주간보호센터 10장에서 설명한 것처럼 성인주간보호센터 활용을 적극 추천한다. 성인주간보호센터는 노인을 돌봐 주고 활력을 불어넣으며, 가족에게 휴식을 제공한다. 시설 담당자는 가족이 다른 지역 지원시설을 이용할 수 있도록 도와주기도 한다. 치매환자 전문시설도 있고, 치매환자와 병약한 다른 노인이 함께 이용하는 곳도 있다. 근처에 주간보호센터가 있다면 직접 방문해 보는 것이 좋다.

지역사회 노인담당자 지역사회 노인담당자는 국가나 지역에서 운영하는 노인을 위한 프로그램에 대한 다리 역할을 한다. 노인을 위하여

더 나은 시설을 추천하기도 하며 법적인 도움, 정보, 후송시설, 질병 간호 프로그램 같은 다양한 서비스를 제공한다.

교회나 종교단체 자원봉사 프로그램 많은 교회에서 노인 대상의 서비스를 제공한다. 지역 교구 소속 간호사 숫자는 점점 늘고 있다. 교회에서 자원봉사자를 환자의 집으로 보내어 가족이 잠시 쉴 수 있도록 돕기도 한다. 독자가 종교단체에 속해 있다면 이런 지원시설을 활용할 수도 있다.

노인학대방지시설/성인보호시설 노인학대방지 프로그램은 노인이 맞거나 제대로 보살핌을 받지 못하는지 등을 조사한다. 점점 증가하고 있는 노인에 대한 금전적인 학대나 착취에 대한 조사도 담당한다. 성인보호소라고 부르기도 하며, 관공서에서 운영하고 법적인 구속력도 있다.

가정방문 관공서나 사설기관의 담당자나 자원봉사자가 집에 있는 환자를 정기적으로 방문하고 모든 사항을 확인하는 프로그램을 운영한다.

노인검진 프로그램/노인전담 간호사 사설기관이나 관공서에서 노인이 사는 집을 방문하여 건강상태를 확인하고 필요한 시설을 추천해주는 담당자나 팀을 운영한다. 담당자가 노인의 건강상태를 확인하고, 환자의 정신상태를 분석하여 환자 자신이나 다른 사람에게 위험한지 그렇지 않은지 평가하는 정신과 팀을 두기도 한다.

노인진료 담당자 노인진료 담당은 서비스를 마련하고 청구서 납부를 돕고 시간당 임금 계산을 돕는 사람들로 구성된 건강보조 지원 팀이다. 진료담당은 대개 면허를 가진 간호사나 사회사업가가 담당한다. 가족이 전국노인진료담당자연합회 회원 중에서 원하는 사람을 선택할 수 있다. 노인진료 담당은 특히 멀리 떨어져 살지만 부모의 간호를 책임지고 싶거나 간호계획 수립을 도와주는 사람을 고용하고 싶어 하는 가족에게 유용하다. 진료 담당자는 가정간호 도우미를 알선하거나 요양시설 선택을 도울 수 있다.

가정간호 도우미 가정간호 도우미는 집에서 환자에게 약을 준다든지 하는 간호 관련 업무를 돕는다. 환자 목욕, 옷 입히기, 그 외에 환자 위생과 관련된 일을 돕는다.

호스피스 담당 치매환자의 마지막 삶을 고귀하게 만들기 위하여 점점 더 많은 치매간호 담당자나 가족이 호스피스 프로그램에 참여하고 있다. 호스피스 담당자들은 병의 막바지에 있는 환자나 보호자에게 의료 지원이나 정신적인 지원을 제공한다. 주 관심사는 육체적 안정과 심리적 안정이다. 호스피스 프로그램에는 환자 사망 후 도움을 주는 사후관리팀도 있다.

집안일 도우미 서비스 집안일 도우미 서비스는 노인의 세탁, 장보기, 요리, 청소 같은 집안일을 돕는다. 도우미는 목욕, 옷 입기, 머리손질, 식사, 기타 개인위생에 관련된 일도 한다.

영양관리 프로그램과 식사배달 지역사회에는 노인이 가서 무료 또는 소액의 돈으로 식사를 할 수 있는 급식소를 운영하고 있다. 식사배달은 움직이지 못하고 집에만 있는 노인에게 식사를 배달하는 서비스다.

야간, 주말 또는 단기간호 프로그램 일부 요양시설이나 주간보호센터에서는 야간간호, 주말간호 또는 단기간호 서비스를 제공한다. 이런 서비스는 주 간병인이 외출할 일이 생기거나 응급상황이 벌어진 경우 또는 휴식이 필요할 때 요긴하게 이용할 수 있다.

귀가보장 프로그램 미국 알츠하이머병협회에서 개발한 귀가보장 프로그램은 치매환자가 길을 잃었을 때 환자를 안전하게 집으로 돌려보내기 위한 것이다. 이 프로그램은 옷에 다는 이름표나 이름이 새겨진 팔찌를 이용한다.

노인복지관 노인복지관은 지역사회 노인을 위한 서비스나 활동의 구심체가 된다. 가족은 복지관을 통해 가정도우미의 연락처를 찾을 수도 있고, 복지관에 가서 이용할 수 있는 활동에 관하여 배우고 환자에게 적절한 활동이 있는지 찾아볼 수 있다.

동년배가 담당하는 노인상담 프로그램 일부 지역에는 교육받은 노인 자원봉사자나 경험이 충분한 나이 든 자원봉사자가 가정으로 방문하여 안내와 상담을 해 주는 프로그램을 운영하고 있다. 상담을 통하여 가족의 삶에 닥친 변화, 슬픔 또는 가족 간의 갈등 등을 극복할 수 있는 길을 찾을 수 있다.

대학병원에서 운영하는 기억장애 클리닉 대부분의 대학병원에는 연구의 일환으로 운영하는 기억장애 클리닉이 있다. 여기서는 의사, 간호사, 사회사업가 그리고 신경심리사가 한 팀이 되어 진단을 내리고 환자 가족을 돕기 위하여 노력한다. 새로운 약물에 대한 임상연구도 진행한다.

보훈병원 프로그램 군인들은 장기요양에 다양한 혜택을 받을 수 있다. 최근 보훈병원은 치매가 있는 퇴역군인을 위한 프로그램의 질을 향상시켰다. 남편이나 아버지가 군대에서 단기간 복무했어도 혜택과 지원을 받을 수 있다. 지역마다 사무실을 두고 있으므로 전화번호부를 참조하라.

가정방문 간호사/가정방문 건강상담원 영리 또는 비영리로 간호사나 건강상담원이 가정을 방문하여 환자의 건강상태를 확인하고 여러 가지 서비스를 제공한다. 일부 서비스는 의료보험 혜택을 받을 수도 있다. 건강상담원은 첫 방문 시 환자의 상태를 평가하고 진료기록부를 만든다. 이 진료기록부는 주 간병인이 병이 나거나 하는 응급사태가 발생하는 경우 환자에 관한 중요한 정보를 제공한다. 건강상담원은 서비스를 제공하고 환자 가정의 연락처, 담당의사, 복용약물 등에 관한 정보를 가지고 있다.

2. 도움이 되는 해외 인터넷 주소

미국 알츠하이머협회(Alzheimer's Association) www.alz.org 많은 가족이 알츠하이머병협회에서 첫 도움을 받는다. 협회는 편견 없이 의료 정보와 연락처와 교육, 환자와 가족을 위한 서비스, 변호, 연구 참여 등에 대한 서비스를 제공한다. 또한 환자 가족의 지지모임을 후원하고 소식지를 내며 귀가보장 프로그램, 24시간 이용 가능한 전화도우미 서비스 등을 제공한다.

알츠하이머병 교육 및 후송 센터(Alzheimer's Disease Education & Referral Center) www.alzheimers.org 미국 정부에 의하여 지원을 받는 국립보건원 노화연구소에서 알츠하이머병에 대한 기초 연구, 진단, 치료, 약물, 임상연구 등을 담당하며, 연방정부 프로그램과 자원을 관리한다. 인터넷 홈페이지에서 해당 지역의 알츠하이머병연구소 연락처를 얻을 수 있다.

미국 퇴직자연합회(American Association of Retired Persons: AARP) www.aarp.org 50세 이상을 위한 대표적인 변호담당 팀이다. 이 모임은 약값 할인과 같은 서비스와 기타 훌륭한 정보가 담긴 인쇄물을 제공한다. 인터넷 홈페이지에서 도움이 되는 기사를 받아 볼 수 있고, 참고할 만한 정보를 인쇄해 볼 수 있다.

노인보호소(Eldercare Locator) www.eldercare.gov 무료전화번호와 웹사이트를 통하여 미국 전역에 있는 지역별 노인보호소를 찾을 수 있다. 노인복지에 투자하는 미국 정부에 의하여 지원을 받으며, 노화와 관련된 미연방연합회와 협조하여 일한다. 특별한 정보를 필요로 하거나 알츠하이머병협회 직통전화, 주간보호센터, 휴식제공 서비스, 요양시설, 소비자 고발, 가정간호 불만사항, 법적인 조언, 노인학대/노인보호 서비스, 각종 보험 정보, 세금에 대한 조언, 이용 가능한 교통수단 등에 대한 정보를 제공한다. 노인보호소는 주간에 아침 9시부터 저녁 8시까지 이용 가능하며, 노인복지연합회의 지역담당자에게 연락하여 더 많은 정보를 얻을 수 있다.

가족간호연합회(Family Caregiver Alliance) www.caregiver.org 전국적이며 비영리단체인 이 모임은 다양한 문제를 안고 있는 가족에게 도움을 준다. 동성애자를 위한 유용한 정보도 담고 있다.

노인전문간호담당자연합회(National Association of Professional Geriatric Care Managers: NAPGCM) www.caremanager.org 노인전문간호담당자연합회는 노인과 가족에게 품위 있는 간호를 제공한다는 목표로 활동하는 비영리 전문단체다. 간호담당자로 구성된 1500명 이상의 회원이 가입되어 있으며, 노인의 독립성과 자율성을 최대화하기 위하여 언제 어디서든지 가장 훌륭하고 효율적이며 인간적인 서비스를 제공하고자 노력한다.

전국뇌졸중연합회(National Stroke Association) www.stroke.org 뇌졸중 예방에 관한 교육을 담당하고, 효과적인 치료를 위한 연구를 지원하는 대표적인 기관이다.

www.alz.co.uk 국제 알츠하이머병 연합회는 전 세계 50개국 이상의 알츠하이머병 연합회와 연계되어 있다. 25개 이상의 언어로 정보가 실려 있고, 알츠하이머병의 전반적인 영향에 관한 정보를 가지고 있다.

www.alzla.org/espanol/gail/contenido.html 로스앤젤레스 알츠하이머연합회에서 남미계 환자 가족을 위하여 스페인어로 정보를 제공하고 있다.

www.alzforum.org 알츠하이머병 공개토론회. 이 분야의 연구원, 의사 그리고 대중에게 새 소식, 문헌, 토론회, 기자회견, 진단과 치료안내, 약물과 임상시험에 대한 안내 그리고 연구 발전 등에 관한 대략적인 소개를 맡는다.

www.alz.ca 캐나다 알츠하이머병협회는 비영리 건강단체다. 전국, 지방, 구역의 세 단계로 나누어서 알츠하이머병 환자와 가족을 돕기 위한 서비스를 제공한다.

www.biostat.wustl.edu/alzheimer 세인트루이스에 있는 워싱턴 대학교의 알츠하이머병 웹페이지로 노화와 치매 관련 사이트와 연결되며, 환자 가족과 전문가를 위한 인터넷상의 지지모임과도 연결되어 있다.

www.benefitscheckup.org 미국 노인을 위한 연방정부와 주정부 보조프로그램을 쉽게 이용할 수 있도록 무료로 도와주는 곳이다.

www.dasninternational.org 치매환자에 의하여 운영되는 치매환자를 위한 정보 제공처다.

www.mayoclinic.com/home 메이요 클리닉 알츠하이머병센터는 운전, 간호 요령, 영양, 대화, 스트레스 해소, 우울증, 간병인의 스트레스 해소법 그리고 무료 전자메일 서비스를 제공한다.

www.nlm.nih.gov/medlineplus/alzheimersdisease.html 미국 국립 보건원 의학도서관에서 새 소식, 증상과 진단, 연구, 통계자료, 임상시험, 대처방법, 기타 정보를 제공한다.

www.alzheimers.org/pubs/longterm.html 장기간호와 관련된 사전 계획, 적절한 선택, 자연스러운 이전 등에 관한 조언이 실려 있다.

3. 도움이 되는 국내 인터넷 주소

대한치매학회(www.thedementia.co.kr) 치매 및 관련질환의 연구 및 임상에 종사하는 사람 간의 상호 친목을 도모하고, 이 분야와 관련한 최신 정보의 교환 그리고 학술적 교류를 효과적으로 촉진하며, 공동연구의 기회를 마련함을 목표로 설립되었다.

한국치매가족협회(www.alzza.or.kr) 1991년 3월 발족한 한국치매가족협회에서는 치매노인과 가족을 중심으로 치매 상담, 치료, 예방은 물론 교육, 노인용품 등 다방면의 정확한 정보를 제공함으로써 치매가 되어도 지역사회에서 마지막까지 삶의 보람을 느낄 수 있도록 돕고 있다.

서울시 치매노인종합상담센터(www.alz.or.kr) 1997년 4월 서울시 지원으로 개설하여 치매 가족을 지원하기 위해 치매상담, 상담원 교육, 전문인력 양성교육 등의 사업을 진행한다. 또한 지역사회 주민을 대상으로 치매 예방교육과 시설방문 홍보 등의 사업을 펼쳐 치매종합상담센터로써 역할을 담당한다.

노인의료연구회(www.geriatrics.ne.kr) 노인과 관련한 각종 학술적 연구, 법안 등에 대한 모니터링을 하며 자료수집 및 분석을 담당한다. 타 협회, 기관, 관공서와 연계하여 홍보 및 교류를 활발히 한다. 치매 관련 약물처방 및 보험 삭감 등에 대한 각종 의료 현안을 연구하고, 자료를 수집하여 바람직한 대처방안 등을 연구한다. 또 장기요양보험에 대한 총괄적인 연구 및 대책 마련을 위하여 노력하고 있다.

대한노인병학회(www.geriatrics.or.kr) 1968년 10월 3일 창립되어 노인의료에 대한 전문의료인들이 노인의 보건의료문제에 대한 학술적 · 정책적 해결을 위한 방안을 모색하는 학회다. 노인의학에 대한 학술활동 및 노인문제에 대한 정책 자문에 관심의 초점을 맞추고 있다.

4. 도움이 되는 해외 참고문헌

Barrick, A. L., Rader, J., & Hoeffer, B. (2001). *Bathing without a battle: Personal care of individuals with dementia.* New York: Springer Publishing Company.

Bell, V., & Troxel, D. (1994). An Alzheimer's disease bill of rights. *American Journal of Alzheimer's Care,* September/October, 3-6.

Bell, V., & Troxel, D. (2001). Spirituality and the person with dementia: A view from the field. *Alzheimer's Care Quarterly*, Spring, 31-46.

Bell, V., & Troxel, D. (2001). *The best friends staff: Building a culture of care in Alzheimer's programs.* Baltimore: Health Professions Press.

Brawley, E. C. (1997). *Designing for Alzheimer's disease: Strategies for better care environments.* New York: John Wiley & Sons.

Calkins, M. (2001). *Creating successful dementia care settings* (Vols. I-IV). Baltimore: Health Professions Press.

Castleman, M., Galagher-Thompson, D., & Naythons, M. (1999). *There's still a person in there: The complete guide to treating and coping with Alzheimer's.* New York:

Putnam.

Cohen, D., & Eisdorfer, C. (2001). *The loss of self: A family resource for the care of Alzheimer's disease and related disorders.* New York: W.W. Norton.

Fazio, S., Seman, D., & Stansell, J. (1999). *Rethinking Alzheimer's care.* Baltimore: Health Professions Press.

Gwyther, L. (2001). *Care of Alzheimer's patients: A manual for nursing home staff* (2nd ed.). Chicago: American Health Care Association & Alzheimer's Association.

Gwyther, L., Ballard, E., & Pavon, J. (2002). *Steps to success: Decisions about help at home for Alzheimer's caregivers.* Washington, DC: AARP Andrus Foundation.

Hartford Financial Services Group. (2000). *At the crossroads: A guide to Alzheimer's disease, dementia for driving.* Available from a Hartford insurance office or on the web at www.thehartford.com.

Hellen, C. R. (1998). *Alzheimer's disease: Activity-focused care* (2nd ed.). Woburn, MA: Butterworth-Heinemann.

Kitwood, T. (1997). *Dementia reconsidered.* Birmingham, United Kingdom: Open University Press.

Kuhn, D. (1999). *Alzheimer's early stages: First steps in caring and treatment.* Alameda, CA: Hunter House.

Lustbader, W. (1992). *Counting on kindness: The dilemmas of dependency.* New York: The Free Press.

Post, S. (2000). *The moral challenge of Alzheimer's disease: Ethical issues from diagnosis to dying* (2nd ed.). Baltimore: Johns Hopkins University Press.

Rader, J. (1995). *Individualized dementia care: Creative, compassionate approaches.* New York: Springer Publishing.

Robinson, A., Spencer, B., & White, L. (1996). *Understanding difficult behaviors.* Ypsilanti: Eastern Michigan University.

Schmall, V. (2000). *Taking care of you: Powerful tools for caregiving.* Portland, OR: Legacy Health Care.

Shenk, David. (2001). *The forgetting.* New York: Doubleday.

Snyder, L. (2000). *Speaking our mind: Personal reflections from individuals with Alzheimer's.* New York: W. H. Freeman.

Warner, M. L. (2000). *The complete guide to Alzheimer' sproofing your home* (Rev. ed.). West Lafayette, IN: Purdue University Press.

White, L., & Spencer, B. (2000). *Moving a relative with memory loss: A family caregiver's guide.* Santa Rosa, CA: Whisp Publications.

Zgola, J. (1999). *Care that works: A relationship approach to persons with dementia.* Baltimore: Johns Hopkins University Press.

개인 간호경험에 관한 도서

Avadian, B. (1999). Where's my shoes? *My father's walk through Alzheimer's.* Lancaster, CA: Northstar Books.

Davis, R. (1989). *My journey into Alzheimer's disease.* Wheaton, IL: Tyndale House.

Debaggio, T. (2002). *Losing my mind: An intimate look at life with Alzheimer's.* New York: The Free Press.

Ewing, W. (1999). *Tears in God's bottle: Reflections on Alzheimer's caregiving.* Tucson, AZ: WhiteStone Circle Press.

Henderson, C. (1998). *Partial view: An Alzheiner's journal.* Dallas, TX: SMU Press.

Murphy, B. (1995). *He used to be someone: A journey into Alzheimer's disease through the eyes of the caregiver.* Boulder, CO: Gibbs Associates.

Rose, L. (1996). *Show me the way to get home.* Forest Knolls, CA: elder Books.

Shanks, L. K., & Zarit, S. H. (1999). *Your name is Hughes Hannibal Shanks: A caregiver's guide to Alzheimer's.* New York: Penguin/Putnam.

5. 이 책에 소개된 치매환자들의 간략한 일대기

이 책에 자신들의 이야기를 소개한 환자의 간단한 일대기와 환자의 이야기가 실린 곳을 살펴본다.

클라라리 아놀드(1926~) 클라라리의 삶은 음악과 가족에 대한 내용으로 채워져 있다. 그녀는 트랜실바니아 대학교의 합창단원이었고 음악을 전공하였으며, 집에서 피아노 개인교습을 하였다. 50년 동안 교회 성가대에서 노래하였으며, 그녀가 노래할 때면 항상 많은 사람의 주목을 받았다. 그녀의 어머니에게 기억장애가 생겼을 때 클라라리는 어머니와 함께 노래를 부르고 피아노를 치면서 함께 시간을 보냈다. 모녀는 음악을 사랑하였다.

남편 클라이드, 아들인 스테판, 데이비드 그리고 리처드는 모두 이글스카우트 단원이었으며, 그녀의 자랑이자 기쁨이었다. 그녀의 가족은 함께 볼링을 즐겼고 골프를 쳤다. 클라라리는 홀인원을 한 적도 있다. 그녀는 유쾌하고 사랑스러웠으며, 많은 사람에게 좋은 친구였다. (203쪽)

글래디스 벨(1923~) 글래디스는 케네스 벨이라는 젊은 오토바이 주인과 사랑에 빠졌다. 그들은 고등학교를 졸업하고 나서 침례교회 목사인 삼촌을 주례로 모시고 결혼하였다. 글래디스는 낮에는 일을 하고 밤에는 야간학교에 다니며 학업을 계속하였다.

군부대를 돌아보고 나서 글래디스와 케네스는 켄터키에 있는 렉싱턴에 정착하였다. 캐시와 브래들리라는 두 아이를 두었으며, 케네스는 35년 동안 표준 품종 경주마 사육장에서 일하였다. 지금은 손자 네 명과 손녀 한 명이 있다.

글래디스는 바느질, 뜨개질, 레이스 뜨기, 퀼트처럼 손으로 하는 일을 사랑하였다. 아이들과 손자 손녀를 위하여 많은 퀼트작품을 만들었다. 글래디스와 케네스는 교회활동에도 열심이었다. 그녀의 남편은 '아내는 친절한 성품 때문에 누구와도 잘 어울리는 사람' 이라고 표현하였다. (127쪽)

마거릿 브루베이커(1907 ~ 1996) 마거릿은 미네소타의 덜루스에서 태어났으며, 어려서 캘리포니아로 이사 왔고 유명한 할리우드 고등학교를 졸업하였다. 대부분의 여성이 가정에 머물던 그 시절에 마거릿은 가족식당이나 아버지의 아이스크림 회사에서 여러 가지 일을 하였다.

마거릿과 남편 더들리는 아들 제임스(짐)를 사촌과 함께 어울리며 자라게 하였다. 브루베이커 가족은 아이들의 고모와 고모부인 로이스와 지그프리드 하스 가족과 이웃에 살았으며, 60년 동안 좋은 친구로 지냈다. 마거릿은 영화 제작자인 아들 짐을 자랑스러워하였으며, 손자인 수잔과 존을 사랑하였다.

치매 말기에도 마거릿은 자기 주변의 일에 관심을 가졌다. 가족은 마거릿을 재치가 넘치는 가족의 대들보로 기억한다. (99쪽, 125쪽)

메리 버매스터(1914 ~ 2000) 조용하고 사려 깊은 메리는 '내 이름은 버얼-매스터예요.' 라며 성의 앞부분을 강조하곤 하였다. 메리는 미국과 영국의 유명한 작가의 책을 많이 읽어서 그 내용을 잘 알고 있었다. 딸 베시가 어렸을 때 메리는 자신이 어려서 배운 시를 가르쳤다. 메리는 우리에게 "북풍이 불면 눈이 내리죠. 그러면 방울새는 무엇을 할까요? 따뜻한 헛간에서 날개에 머리를 묻을 거예요. 불쌍한 방울새." 라고 어린 베시가 외우던 식으로 시를 읽어 주었다.

메리는 유명한 밴드가 부른 노래의 가사를 모두 알고 있었다. 세 자

녀 리, 베시, 메리앤과 이야기하는 것 다음으로 하루 종일 노래하는 것을 좋아하였다. (90쪽, 125쪽)

존 잭 쿠퍼 주니어(1933~) 시러큐스 대학 보트 팀에서 4년 동안 키잡이를 한 것은 잭 쿠퍼에게 특별한 추억거리다. 다른 대학과의 경쟁을 즐겼으며, 특히 해군 보트 팀을 이기고 싶어 하였다. 의과대학을 마치고 잭은 군함에서 근무하면서 세계 곳곳을 여행하였다. 그 후 외과의사로 개업하였다.

잭의 아내와 두 아이들은 골프, 테니스, 스키를 함께 즐겼으며, 3주 동안 서부의 별빛 아래에서 잠드는 캠핑을 가기도 하였다. 이제 잭은 할아버지가 되었다. 1950년대에 유행한 노래를 부르고 귀에 익숙한 곡을 흥얼거리며 밴조와 우쿨렐레를 연주하고 춤을 추는 이 외과의사는 음악적인 재능을 타고났다. 잭의 아내는 남편을 사려 깊고, 점잖고, 정이 깊은 사람으로 표현한다. (32쪽, 128쪽)

브레바드 크리필드(1916~1987) 애칭이 크리프인 브레바드는 주 정부의 책임자였던 자신을 자랑스럽게 생각하는 사람이다. 친구와 가족은 각료회의에 참석하느라 바쁘면서도 신문을 보며 커피를 마시고 담배를 피우며 쉬곤 했던 그의 모습을 기억한다. 크리프는 어린 시절을 일리노이에서 보냈으며, 시카고 대학에 다닐 때 일리노이에 있는 유레카 대학에서 레이건 대통령을 만난 일을 떠올리곤 하였다. 그는 가족, 호라는 이름을 가진 애견, 아름다운 미술책 그리고 애송하던 시 등에 대하여 즐겨 이야기하였다. 야구 역시 그가 관심을 가졌던 분야로 마치 프로선수처럼 이루수 역할을 하였다.

크리프는 눈에 잘 띄지 않는 사람이었고 자선모금센터에 참여하였을 때에는 드러나지 않게 모든 활동에 참여하였다. 그는 탁월한 춤 실력을 가졌고 춤출 기회가 있으면 절대로 놓치지 않았으며, 특히 베니굿맨 오케스트라의 음악에 맞춰 춤추는 것을 좋아하였다. (30쪽, 129쪽)

루비나 딘(1931~1999) 루비나는 '텍사스의 노란 장미'라는 노래를 들으면 텍사스에서 보낸 행복한 어린 시절과 댄톤에 있는 텍사스 여자대학에 다닌 것이 떠올라 활짝 미소를 지었다. 그녀는 중학교에서 물리교육, 영어, 역사를 가르치던 때를 좋아하였다.

루비나는 대가족의 일원인 것을 좋아하였으며, 자녀인 린과 테드 그리고 손자들과 가깝게 지냈다. 남을 돕는 것이 그녀 삶의 중요한 부분이었다. 많은 봉사단체의 회장을 지냈으며 교회활동을 조직하였고, 간호사업에서 자원봉사를 하는 등 지역사회를 위하여 좋은 일을 많이 하였다. 루비나는 열심히 일해서 성공하였다. 지매가 생기기 전까지 브리지 놀이, 피아노, 레이스 뜨기 같은 취미를 즐겼다. (37쪽, 99쪽)

에드나 덴톤 에드워드(1909 ~) 에드나는 어머니에 이어 자신 그리고 딸 페기까지 3대에 걸쳐 3학년 교사로 지낸 것을 자랑스럽게 생각하였다. 에드나는 화가였으며(알츠하이머병협회에서 발간한 『치매환자를 위한 여가활동』이라는 책 표지에 에드나의 그림이 실려 있다), 피아니스트였고 맛있는 옥수수 푸딩을 만드는 훌륭한 요리사로서 재주가 많았다.

남편이 젊은 나이에 죽고 나자 에드나는 딸 패트리샤와 페기, 자넷에게 어머니이자 아버지 역할을 하였다. 임마누엘 침례교회에는 아직도 그녀의 '힘의 탑'이 있다.

에드나는 경쟁심이 많았고 장난꾸러기였으며, 익살스러운 짓을 좋아했고 친구를 잘 사귀었다. (88쪽)

호버트 엘람(1917 ~) 켄터키의 모직염색업자인 호버트 엘람은 앵거스 젖소와 함께 목장에 사는 것을 자랑스러워하였다. 그는 할아버지와 함께 보낸 어린 시절과 열 살 때 아버지를 도와 집을 지은 것을 추억하곤 하였다. "그 후의 삶은 단순했어. 크리스마스 때 양말에 오렌지와 사탕을 받고 즐거워했지." 라고 회상하였다.

호버트는 제2차 세계대전 동안 기술자로 일하였고, 그 후에 아내인 일레인과 결혼하여 두 자녀와 다섯 명의 손자를 두었다. 그는 건축업자, 부동산 투자가, 목장 농부였다. 노래 부르기를 좋아하였고, 특히 찬송가를 낮게 흥얼거리는 것을 좋아하였으며, 가계족보와 정원 일 그리고 가족에 관하여 연구하였다. 호버트는 '보통사람' 이었다. 젊은 사람이나 노인을 가리지 않고 친구가 되었다. (33쪽, 103쪽)

메리 에디스 엥글(1916~) 만일 메리 에디스가 뒤꿈치를 들지 않았다면 제2차 세계대전 중 여성 비행사를 뽑는 시험에서 탈락하였을 것이다. 그녀는 작은 전투기부터 B-29폭격기까지 여러 전투기를 조종하였고, 작은 공장부터 군대기지까지 미국 전역을 비행하였다.

남편과 세 딸 그리고 손자들이 그녀 삶의 중심에 있었다. 에디스는 정원 손질, 음악, 여행, 보트 타기, 승마용 말 길들이기와 경주, 그림 그리기 등 다양한 관심사를 가지고 있었다. 메리 에디스는 자신을 '용감무쌍하다' 고 표현하였으며, 비행에 대한 자신의 모험정신을 높이 평가하였고, 1997년 켄터키 명예의 전당에 이름을 남겼다. 자신의 삶에 대하여 "나는 훌륭한 삶을 살았고 다시 산다 해도 달라질 건 없어."라고 말하였다. (82쪽)

메리딘 에반스(1910~1997) "너 정말 브로드웨이와 너희 아빠 스포츠용품 가게 앞에서 포고놀이를 했니?" 하며 믿기지 않는다는 듯이 메리딘의 친구가 물었다. 메리딘의 아버지는 켄터키에서 가장 처음으로 포고스틱을 비롯한 최신 놀이기구를 들여놓았다. 그녀와 그녀의 오빠, 언니들은 이 새로운 놀이가 유행하도록 도왔다.

수영, 춤(그녀는 켄터키 루이스에 있는 유명한 브라운 호텔 루프 가든에서 최우수 무용수였다) 그리고 음식점 경영자로서 훌륭한 음식을 준비하는 것이 메리딘의 자랑이었다. 모양에 상관없이 초콜릿을 좋아하였고 버터를 즐겼다. "빵은 단지 버터를 위해 존재하는 거야."라며 웃곤 하였다.

메리딘은 쾌활한 사람이었다. 자녀인 베티, 팁, 앤과 손자들은 그녀의 강력한 후원자였으며, 그녀의 자원봉사 일을 자랑스럽게 생각하였다. (83쪽, 97쪽)

헨리에타 프레이저(1921~) '우리 집은 누구나 대환영이에요.' 라며 헨리에타는 자기 집이 친구와 가족의 안식처임을 자랑스러워하였다. 여섯 남매 중 막내인 그녀는 가까운 친척이 드나드는 것을 반겼다. 성 엘리자베스 간호학교에서 간호학을 전공한 뒤 개인병원과 공공의료기관에서 성심을 다하여 사려 깊으며 헌신적인 간호를 하였다.

네 살 때 헨리에타는 한쪽 눈을 제거해야만 했다. 시력장애가 있음에도 불구하고 그녀는 삶에 정면으로 맞섰다. 낙천적이었고 재치가 넘쳤다.

그녀와 여동생 메이는 여행을 많이 하였는데, 특히 크루즈 여행을 즐겼다. 여동생과 함께 살았으므로 가까운 친구들도 같았다. 헨리에타는 열광적인 농구팬이었고 여러 동호회에 가입하였다. (35쪽, 111쪽)

서지오(서지) 토레스 가하르도(1920~1995) 서지오는 장난꾸러기였다. '내가 어느 날 작은 비행기를 몰고 닭장을 습격해서 닭을 모두 죽였기 때문에 나는 칠레를 떠나야 했어.' 라는 농담을 하기도 했다. 서지오가 미국 시민이 되기 전에는 칠레공군 소속 소위였다. 아내 거루트루드와 세 아이 록산, 수지, 존과 손자가 그의 가족이었다. 그들은 멕시코의 유명한 휴양지에서 함께 휴가를 보냈고 교회의 모든 활동에 적극적이었다.

음악은 서지오의 삶에 여러 가지로 영향을 끼쳤다. 라틴음악에 맞추어 춤추는 것을 좋아하였으며, 록밴드부터 클래식 오페라까지 모든 음악을 사랑하였다. 테니스와 탁구를 즐겼으며, 시카고 클럽과 그린 베이 패커스를 좋아하였다. 낚시, 사냥, 수영, 독서도 좋아하였다. 서지오는 감성적이고, 이기적이지 않으며, 재미로 똘똘 뭉친 사람이었다. (84쪽, 86쪽)

에드나 캐롤 그린웨이드(1916~1996) 에드나 캐롤은 5남매 중 막내로 농장에서 자랐다. 에드나는 "네 오빠와 언니들 때문에 버릇없이 자랐지?" 하는 짓궂은 농담에 그렇지 않다고 부정하면서 가족의 귀염둥이로 자라는 동안 있었던 여러 가지 추억을 간직하고 있었다. 그녀의 딸 케이티와 손자 그리고 증손자가 그녀 삶에서 가장 소중한 존재였다.

다른 사람을 보살피고 도와주는 것이 에드나 캐롤의 삶의 일부였다. 교회활동에도 적극적이어서 특별만찬 요리를 돕곤 하였다. 그녀의 수많은 요리 비법은 아무 때나 빌려 갈 수 있었다. 바느질, 퀼트, 도자기 만드는 일을 좋아하였다. 사랑스런 에드나 캐롤은 유쾌하고 친절하고 즐겁게 지내려고 노력하였다. (94쪽)

게리 그린웨이(1940～1997) 게리는 아름다운 화보집을 넘기다가 "이게 반 고흐의 별이 빛나는 밤이야."라고 말했다. 미술, 문학 그리고 오페라는 그녀에게 아주 친숙한 세계였다. 특이하게도 그녀는 그런 분야의 글을 여러 나라 언어로 읽었다.

독일문학으로 박사학위를 딴 후 게리는 대학에서 강의를 하였다. 자신의 풍부한 지식을 학생들과 나누려고 노력하였으며, 강의를 자연스러운 분위기로 만들고자 애썼다.

게리는 가족을 자랑스럽게 생각하였고, 함께 여행하고, 수영하고 정원을 손질하고, 조깅을 하였다. 올림피아라는 고래를 기른 것은 그녀의 생태학에 대한 관심의 표현이었다. 그녀는 루이지애나 태생이어서 루이지애나 전통음식인 케이전 음식을 좋아하였다. 재능 있고 복잡하면서도 아름답고 사랑스러운 여인이었다. (33쪽, 101쪽)

에디스 헤이스(1919～) '여기 우리 포옹대장 에디스가 있습니다.' 그녀는 모두에게 따뜻하고 안정감을 주는 포옹을 해 주었다. 에디스는 아이오와의 코닝에서 남매로 태어났다. 그녀의 가족은 교육을 중요하게 생각하였고 에디스는 미주리 대학에서 간호학을 전공하였다. 에디스는 간호 수련과정을 남편이 학장으로 있던 켄터키 엘리스로이드 간호대학에서 유용하게 사용하였다. 다섯 명의 자녀는 어머니가 간호학을 자신에게 연습하였다고 말하곤 한다.

에디스의 삶은 단순함 그 자체였다. 그녀는 새소리에 즐거워하였고, 가장 먼저 피는 봄꽃을 좋아하였다. 이런 것들은 그녀가 즐겨 쓰는 글이나 카드의 소재가 되었다. 그녀는 아이들과 손자들 그리고 증손자들을 사랑하였다. (100쪽, 124쪽, 205쪽)

제임스 홀로웨이(1927~) 5학년 반장이 된 것은 제임스의 학교와 교육에 대한 최초의 사랑 표현이다. 고등학교를 졸업한 후 군대에 들어가서 이런 관심사를 더 넓히는 많은 계기를 갖게 되었다. 그는 호워드와 반데르빌트 대학을 다녔고, 예일 대학에서 박사학위를 받았다. 예일 대학에 다닐 때 아내 낸시를 만났으며, 세 자녀의 부모가 되었다.

제임스는 대학에서 철학과 종교를 가르쳤다. 그는 모든 시대의 위대한 종교학자에 대하여 몇 시간씩 토론하기를 좋아하는 종교학자였다. 또한 20세기 가장 위대한 신학자 중 한 사람인 칼 발스에게 신학을 배우면서 스위스 바젤에서 1년을 보냈다. 그는 예일 대학 시절부터 알고 지내는 친구들과의 우정을 소중하게 여겼고, 여행과 미술박물관 가는 것을 즐겼다. (90쪽, 201쪽)

프랜시스(애니) 홀만(1933~) 도시에서 자란 애니에게 시골에서 할아버지 할머니와 보낸 여름은 무척 즐거웠다. 애니는 탁 트인 곳에서 자전거 타는 것을 좋아하였다. 고등학교를 졸업하고 4년제 간호과정을 마친 후 외과전문 간호사가 되었다.

애니와 잭 홀맨은 미팅에서 첫눈에 사랑에 빠졌고, 그해 결혼하여 세 딸과 네 명의 손자를 두었다. 그들은 여행, 볼링 그리고 라인댄싱부터 무도장에서 무용화를 신고 추는 춤까지 모든 춤을 좋아하였다. 교회와 가족이 그들 삶의 전부였다. 주변 사람은 애니의 미소와 애정이 담긴 손길을 그리워하였다. (36쪽, 208쪽)

딕시 벨 리드 젠킨스(1902~1991) 오클라호마가 미국 연방에 속하기 전에 오클라호마에서 태어난 딕시는 텐트와 마차에서 생활한 그녀의 어린 시절을 떠올리며 즐거워하였다. 그녀는 나무 베기와 목재 운반 그리고 들일 등 여덟 명의 오빠들이 하는 일이라면 뭐든지 자신도 할 수 있었다며 자랑하였다.

딕시의 속담에 대한 풍부한 지식은 사람들을 놀라게 하였다. 그녀의 생각을 물었을 때 '없는 것보다는 조금이라도 있는 것이 낫다.' 고 대답하기도 하였으며 '바보가 없으면 웃을 일도 없다.', '타고난 지혜',

'나이 든 바보가 가장 바보다.' 같은 표현을 즐겨 사용하였다. 사람들은 지팡이를 흔들며 요점을 말하던 그녀의 모습을 그리워한다. 딕시와 남편 로렌스에게는 로렌스타와 에드워드라는 두 자녀가 있고, 나완타와 넬빈이라는 손자가 있다. 딕시는 생의 마지막 몇 년을 나완타와 함께 보냈다. 가족에 대한 헌신과 신에 대한 강한 믿음이 좋은 시절에도 힘든 시절에도 딕시를 받쳐 주는 힘이었다. (100쪽)

리오타 킬케니(1903 ~ 1994)　'켄터키에 있는 성 요한성당은 루이스빌에서 가까워요.' 리오타는 성 요한성당과 가까운 농장에서 보낸 어린 시절을 즐겨 회상하였다. 남자 아이들이 우유를 짜면 기차에 실어 루이스빌로 보냈다. 그녀는 정거장까지 차를 타고 가서 우유가 기차에 실리던 장면을 본 것을 생생하게 기억하였다. 그녀는 농장을 사랑하였고, 특히 동물과 많은 오빠와 언니들과 함께 놀았던 집 근처 숲을 사랑하였다. 리오타는 근처에 있는 베텔만 학원의 고등학교를 졸업하였다.

전업주부였던 리오타는 헌신적인 아내이자 앤마리, 존 그리고 메리제인의 어머니였다. 그녀와 가족은 로마 가톨릭 교회에서 적극적으로 활동하였다. 그녀는 항상 따뜻한 포옹과 친절함, 사려 깊음 그리고 사랑스러움을 가진 사람이었다. (82쪽)

마조리(마스) 마쓰무라(1937 ~)　캘리포니아의 산타모니카에서 태어난 마스 마쓰무라는 3남매 중 맏이였고, 가족 간의 유대감이 매우 강했다. 제2차 세계대전 중 그의 가족이 캘리포니아의 만자나에 억류되었을 때 그는 다섯 살이었다. 놀랍게도 사진작가 안셀 아담스가 이때 그의 사진을 찍었다. 마스는 체격이 좋고 호기심이 많은 청년이 되었다.

그는 아내 메이와 35년간 결혼생활을 하였다. 신디, 도나 그리고 리키라는 세 자녀를 두었으며, 1993년 퇴직하기 전까지 치자나무를 전문으로 하는 원예업을 하였다.

자녀는 아버지가 항상 자신들을 위하여 곁에 있었다고 하였다. 사람들은 '자상하고 부드러운 성품'의 마스를 그리워하였다. (85쪽, 97쪽)

윌라 리 맥케이브(1915~1997) '때로 학교에 처음 온 어린 아이들이 울면 나는 그 아이들을 안아 주고 또 안아 주었지.' 윌라는 32년 동안 1학년 교사를 하였으며, 자신이 해야 할 일을 정확하게 알았다. 손자인 그렉과 제이슨을 포함해서 아이들은 그녀 삶의 빛이었다.

윌라는 친구들과 학교까지 걸어가던 일, 주머니에 도시락을 가져가던 일, 쉬는 시간에 게임을 하던 일에 관하여 이야기하는 것을 좋아하였다. 또 야채 기르기, 퀼트, 음악 듣기, 노래 부르기, 오랫동안 산책하기 같은 자신의 취미에 대하여 말하는 것도 좋아하였다. 친구들 만났을 때 윌라의 얼굴은 기쁨으로 가득 찬다. 그녀는 방안을 환히 밝히고 주변 사람에게 활력을 불어넣는 사람이다. (29쪽, 111쪽)

루비 메이 모리스(1912~1999) 삶의 고난조차도 즐겁게 살기를 바랐던 루비를 방해하지 못하였다. 그녀는 장난을 잘했고, 재미있는 농담을 즐겼다. 아이들과 동물에 대한 사랑도 매우 커서 '신께서 우리에게 사랑하고 보살펴 주라고 내리신 선물.'이라고 말하곤 하였다. 가족, 교회 그리고 다른 사람에 대한 보살핌이 삶의 전부였다. 루비는 힘든 일을 마다하지 않고 "페인트만 가져오면 내가 너희 집 지붕 끝까지 페인트칠을 해 줄게. 네가 모르는 많은 일을 해 줄 수 있어." 하고 말하곤 했다. 그녀는 노래 부르고 춤추는 것을 좋아하였고, 사진 찍는 일을 좋아해서 가장 좋은 옷을 입고 늘 '촬영 준비완료' 상태로 있곤 하였다.

딸 돌로레스는 "어머니는 이 땅의 특별한 장미였어요. 영원한 신의 정원을 위하여 어머니를 선택한 거지요."라고 말하였다. 그녀는 친절하고 다정한 사람이었다. (31쪽, 93쪽)

제롬(제리) 루텐버그(1908~1987) 뇌졸중이 여러 번 재발했어도 제리는 재치와 놀라운 지능을 잃지 않았다. 그는 어떤 경우에도 재담에 능하였고, 번득이는 재치가 모든 사람을 즐겁게 하였다. 한 번은 '강물을 타고'라는 노래를 박자에 맞지 않게 부르는 것을 듣고 "구명보트를 보내 줘요, 우리가 빠져 죽게 생겼어요."라고 말했다. "열두 살 때에 기억나는 일이 있나요?" 하고 물었을 때 "열세 살이 되기를 기다렸죠."

하고 재치 있게 대답하였다.

'당장' 이라는 이름의 애견은 나중에 먹는 법 없이 바로 먹어 치워서 그가 붙인 이름이었다. 춤, 노래 부르기, 카드놀이, 단어퍼즐 맞추기 등을 하며 즐거워하였다. 제리는 유능한 사업가였으며, 박애주의자였고, 독서광이었으며, 헌신적인 남편이자 아버지였다. (96쪽)

마리아 스콜손(1922~) 시실리의 발레스트레이트에서 태어난 마리아는 해변에 있던 집의 침실을 통해 바다를 바라보던 생생한 기억을 가지고 있다. 음악은 마리아의 생애에 가장 중요한 부분을 차지하였다. 어려서부터 피아노 교습을 받았고, 꿈을 이루어 피아니스트가 되어 늘 피아노를 치는 것을 즐겼다. 그녀는 어려서 아버지와 함께 말을 타는 것도 좋아하였다.

마리아와 가족은 오랫동안 아르헨티나에서 살았다. 가족이 미국으로 이민 왔을 때 마리아는 시러큐스 대학에서 박사학위를 마쳤고, 켄터키 대학에서 스페인어와 이탈리아어를 가르쳤다. 가족은 아름답고 당당하며, 사려 깊고 헌신적인 모습의 그녀를 그리워한다. (88쪽)

엠마 심슨(1921~) 아이가 열여섯 명인 가족에게 엠마는 나이 어린 딸 중 하나였다. 켄터키에 있는 러셀카운티의 시골에서 태어나 어린 시절을 보냈다. 엠마는 열여섯 살 때 가족의 생계를 돕기 위해 학교를 그만두고 일하러 다녔다. 열아홉 살 때 레슬리 심슨과 결혼하여 딸과 아들을 두었다.

엠마는 재치와 빛나는 성품을 가진 사람이었다. 교육을 많이 받지 못한 것을 후회해서 50대에 고등학교 검정고시에 합격하였다. 주정부 소속으로 일하면서 지역사회를 위한 자원봉사를 하면서 많은 시간을 보냈다. 퇴직 후에 엠마와 남편 레슬리는 켄터키 프랑크포트에 있는 노인복지관에서 춤 교습, 각자 음식을 가져와서 함께 저녁 먹기, 운동, 노인문맹퇴치를 위한 독서프로그램 등을 진행하면서 시간을 보냈다. (34쪽, 94쪽)

탭 스티븐(1923~) 탭은 중국 산간지방의 조그만 의료기관에서 선교사를 하던 부모님에게서 태어났다. 세 살 경에 중국을 떠난 후 세상 관심사에 대한 정열을 포기하거나 무관심해진 적이 없었다. 그는 남캘리포니아 대학에서 국제교육으로 박사학위를 받고 13년 동안 사우디아라비아 정부와 일한 것을 비롯해서 국가 간의 갈등 해소를 위해 평생을 바쳤다.

1996년 퇴직 후 2년을 산타바바라에서 보낼 때 탭과 아내 프랭키는 그가 기억력에 문제가 생긴 것을 알았다. 알츠하이머병으로 진단받은 후에도 부부는 비스타 델 몬티에 있는 퇴직자 모임을 위하여 적극적인 활동을 계속하였다. 탭은 지역 성인교육 프로그램을 주도하였고, 시 쓰는 일을 계속하였다. 그는 '삶의 가장자리로 물러나지 말아야 하며, 실수를 두려워하지 않고 주변 사람과 어울리며 적극적인 삶을 사는 것이 중요하다.' 고 말하였다. (86쪽, 207쪽)

에블린 머렐 탈보트(1913 ~ 1992) 에블린은 어려서부터 책벌레였고, 책이 그녀의 가장 좋은 친구였다. 책에 대한 사랑은 켄터키 대학에서 도서관학으로 학위를 받을 때까지 계속되었다. 그녀는 수년 동안 도서관 사서로 일하였다. 주간보호센터에서 에블린은 "오늘 읽을 새 책들을 가져왔어요."라고 말하곤 하였다. 그러고 나서 곧 『수중 세계의 신비』 같은 책에 빠져 들었다.

남편 보브, 딸 수잔과 함께 애견 월리는 가족의 일부였다. 월리는 가족이 즐겨 찾았던 해변에 갈 때도 동행하였다. 에블린은 춤과 음악을 사랑하였다. 그녀는 항상 친절하고 매사에 감사할 줄 아는 사람이었다. (89쪽, 126쪽)

프랜시스 태트만(1935 ~) 프랜시스의 남편 윌리엄은 교회활동에서 프랜시스를 만났을 때 '한눈에 반했음' 을 고백하였다. 그들은 1953년 결혼해서 라우라, 에이미, 테오도어, 마이클이라는 네 자녀와 일곱 손지 손녀를 두었다.

프랜시스는 인생에서 단순한 것들을 사랑했다. 십 대 소녀 시절에는 시골 농장에 사는 할아버지 할머니와 지내는 것을 좋아했다. 그녀와 가족은 공원으로 가족소풍을 가곤 했다. 그녀는 아내와 어머니로서 소양을 지니고 가족을 잘 돌보았다. 교회 역시 프랜시스의 삶의 중요한 일부분이었으며, 아름다운 목소리로 성가대에서 노래를 불렀다. 프랜시스는 어떤 노래도 휘파람으로 불 수 있었으며, 맑고 아름다운 목소리로 독창을 해서 친구를 감동시키곤 하였다. 남편은 여성스럽고 좋은 아내이자 어머니로서 프랜시스를 기억한다. (102쪽, 103쪽)

엠마 파리도 우즈(1921～1992) 엠마는 어려서부터 그녀를 돌봐준 세 명의 오빠와 함께 자랐다. 고등학교를 마치고 담배공장에서 담배를 선적할 때 재건조를 담당하고, 업무시간을 확인하는 일을 하였다. 엠마가 증명하듯이 그것은 매우 힘든 일이었다.

1950년 6월 4일 엠마는 하워드 우즈와 결혼하여 여덟 아이를 길렀다. 자녀들은 위대한 엄마와 위대한 아빠라고 부르며, 부모님에 대한 사랑을 표현하였다. 엠마는 전업주부였고, 집에는 손자와 증손자까지 모든 가족이 모이곤 하였다. 엠마는 가족을 위하여 헌신하였다. 엠마는 찬송가를 부르고 듣는 것을 사랑하며, 평생 종교적인 강한 믿음을 잃지 않았다. (262쪽)

낸시 젝만(1928～1992) 젊어서 매우 체격이 좋았던 낸시는 오하이오 옥스퍼드의 마이애미 대학에서 체육교육을 전공하였다. 체육에 대한 관심과 재능은 평생 지속되었으며, 특히 테니스에 타고난 재능을 보였다.

낸시는 남편 프레드와 아이들 릭과 제이미 그리고 고양이인 마릴린과 먼로를 위하여 예술적인 안목을 가지고 집을 아름답게 꾸몄다. 지역 병원에서 정기적으로 자원봉사를 하였으며, 미술교습와 워크숍에 참가하고, 정원을 가꾸고, 카드놀이를 하고, 바느질을 즐기며, 다양한 체육활동에 꾸준히 참여하였다. 낸시의 전염력 강한 미소와 사람에 대한 애정 때문에 주변에는 많은 친구가 있었다. (130쪽, 131쪽)

필 즈위크(1949～) 필 즈위크는 세 살 때 수도꼭지를 분해하면서 일찍이 공학에 대한 재능을 보였다. 그는 전기공학으로 박사학위를 따고 수많은 특허와 표창을 받았다.

1991년 카렌과 결혼하여 아내와 두 아들에게 헌신적인 남편이자 아버지가 되었다. 49세에 알츠하이머병을 진단받았지만 윈드서핑을 즐기고 애견과 산책을 하고, 여행을 하며, 늘 가족과 함께 지냈다. 필과 카렌은 자신들에게 남은 시간을 최상의 것으로 만들기로 약속하고 혼인서약을 새로 하였다. 하와이로 여행을 하고, 한 달 동안 유럽에서 지내기도 하였고, 그들이 한 번도 가 본 적이 없는 라스베이거스와 옐로스톤에 가는 계획을 세웠다. (87쪽, 208쪽)

◍ 저자 소개 ◍

버지니아 벨은 인류애의 실천을 위하여 평생을 바쳤다. 목사와 결혼하여 다섯 자녀를 기르는 동안 교회를 위하여 봉사하고 헌신하였다. 남편이 정년퇴직하기 전에 버지니아 벨은 사회학으로 박사학위 과정에 있었으며, 그녀의 나이 60세인 1982년 켄터키 대학에서 학위를 마쳤다. 켄터키 대학의 샌더스브라운 노화연구소에서 가족을 위한 상담을 해 주면서 알츠하이머병 환자와 그 가족이 당면한 독특한 어려움에 대하여 알게 되었다. 그래서 그녀는 켄터키 렉싱턴에 성인주간보호센터를 설립하고 알츠하이머병 환자의 가족이 가장 절실하게 필요로 하는 도움을 제공하였다. 그 후 주간보호센터에서 수많은 교사, 학생 그리고 자원봉사자들을 교육하였고, 가장 좋은 친구처럼 하는 간호를 체험하고 구체화할 수 있도록 함으로써 주간보호센터를 성공적으로 이끌었다.

그녀는 지역사회와 알츠하이머병 분야에서 지도자상을 수상하였고 공저자인 데이비드 트록셀과 함께 전문간호를 위한 가장 좋은 친구처럼 하는 간호방법에 대한 두 권의 책을 출간하였다(『가장 좋은 친구가 하는 알츠하이머병 간호』, 『가장 좋은 친구 같은 간병인: 알츠하이머병 프로그램에서 간호문화 형성하기』, Health Professions Press 발행).

최근에 열두 명의 손자, 세 명의 증손자들과 지내지 않을 때나 10km 달리기에 참여하지 않을 때면 국내외 여행을 하면서 알츠하이머병으로 고통받는 사람들의 삶을 호전시키기 위하여 이용할 수 있는 많은 소식을 알리고 있다. 그녀의 전자우편 주소는 bestfriendsvbell@aol.com이다.

데이비드 트록셀은 공공의료 분야에서 오랫동안 일해 왔으며, 사람들의 보다 나은 삶을 위한 연구에 몸 바쳤다. 특히, 알츠하이머병 환자에게 관심을 기울였다. 보건의료 분야에서 박사학위를 받은 후 미국에서 알츠하이머병 연구에 연방정부 지원을 받는 열 개 연구소 중 하나인 켄터키 대학 샌더스브라운 노화연구소에서 일했다. 여기서 버지니아 벨을 만나 캔터키 주의 알츠하이머병 환자와 가족에 대한 교육과 서비스 향상을 위하여 일했다. 그는 알츠하이머병협회 소속 렉싱턴/블루그래스 센터의 첫 실무책임자였다.

1994년부터 데이비드 트록셀은 알츠하이머병협회 소속 캘리포니아 중앙해안센터(종전의 산타바바라와 벤추라 카운티센터)의 실무책임자로서 담당자와 자원봉사자들과 함께 혁신적인 건강교육 프로그램을 개발하기 위하여 노력하고 있다.

버지니아 벨과 데이비드 트록셀은 중요한 학술지에 정신적인 측면, 간호담당자 수련과 개발, 알츠하이머병 환자의 권리에 입각한 인간중심의 간호 등에 대하여 저술활동을 하고 있다. 트록셀은 국제적인 소식지인 「Early Alzheimer's」의 편집위원이기도 하다. 알츠하이머병으로 고통받는 수많은 사람의 간호에 필요한 변화를 창출하기 위하여 그는 전 세계를 여행하면서 전문적인 학술 강연과 주장을 펼치고 있다. 전자우편 주소는 bestfriendsdavid@aol.com이다.

◎ 역자 소개 ◎

이애영은 충남대학교 의과대학을 졸업하고, 신경과 전문의를 취득하였으며, 미국 국민보건원 인지신경과학 연수, 의학박사 학위를 받았다(치매 및 행동신경학 분야). 이후 미국 남가주대학교 신경과 치매센터에서 연수하였다.

현재는 충남대학교 의과대학 신경과학교실 교수로 재직하고 있다.

치매-고귀함을 잃지 않는 삶
A Dignified life

2006년 5월 15일 1판 1쇄 발행
2018년 9월 10일 1판 3쇄 발행

지은이 • 버지니아 벨 · 데이비드 트록셀
옮긴이 • 이 애 영
펴낸이 • 김 진 환
펴낸곳 • (주) 학지사
04031 서울특별시 마포구 양화로 15길 20 마인드월드빌딩 5층
대표전화 • 02) 330-5114 팩스 • 02) 324-2345
등록번호 • 제313-2006-000265호
홈페이지 • http://www.hakjisa.co.kr
페이스북 • https://www.facebook.com/hakjisabook

ISBN 978-89-5891-294-4 03180

정가 11,000원

역자와의 협약으로 인지는 생략합니다.
파본은 구입처에서 교환하여 드립니다.